笑って付き合う認知症

榎本睦郎
Enomoto Mutsuo

新潮社

はじめに――認知症は怖くない

はじめまして。「榎本《えのもと》内科クリニック」の榎本睦郎《むつお》と申します。

東京都調布市に、内科と老年・神経内科の医院を開院して今年で7年目、最近は1カ月の来院者数約1300名のうち、認知症のかたが7割ほどを占めるようになりました。高齢化社会の進展にともない、さらに患者さんは増えていくでしょうが、残念ながらこの病気についての誤解もまだまだ多いようです。

いったん認知症になると、ご本人はもちろんのこと、介護するかたにとっても、それはそれは大変なことばかりと思いこんでいませんか？

実際、うちのクリニックにご家族を連れてこられるかたも、「これから症状がどんどん進むんですよね。いったいどうしたらいいのか……」と、最初のうちは途方にくれる人がほとんどです。

しかし、**正しい知識をもって早期に適切な治療を受けるなら、認知症はそれほど怖くはありません。**

この本では、認知症を専門とする「かかりつけ医」としての立場と経験から、知っておけば確実に役に立つお話をしていこうと思います。

まずは、私が実際に診ているかたのなかから、治療がとてもうまくいっている例をご紹介しましょう。

おひとり目は現在70代の男性で、6年ほど前から通院されています。もともと交友関係がとても広く、囲碁や麻雀といったゲームもお好きなかたで、人に教えられるぐらいの実力だったとか。物忘れの症状が出てからは、その腕もちょっと落ちてしまったものの、今も友達や後輩が家によく遊びに来て、みんなでおしゃべりしながら麻雀したりするそうです。それだけでなく、音楽を聴きに行く趣味もあれば、犬と一緒に散歩したり、以前と変わらずにいろんなことを楽しまれています。

病院では認知症の進行度合いをみるテストを定期的にするのですが、このかたの場

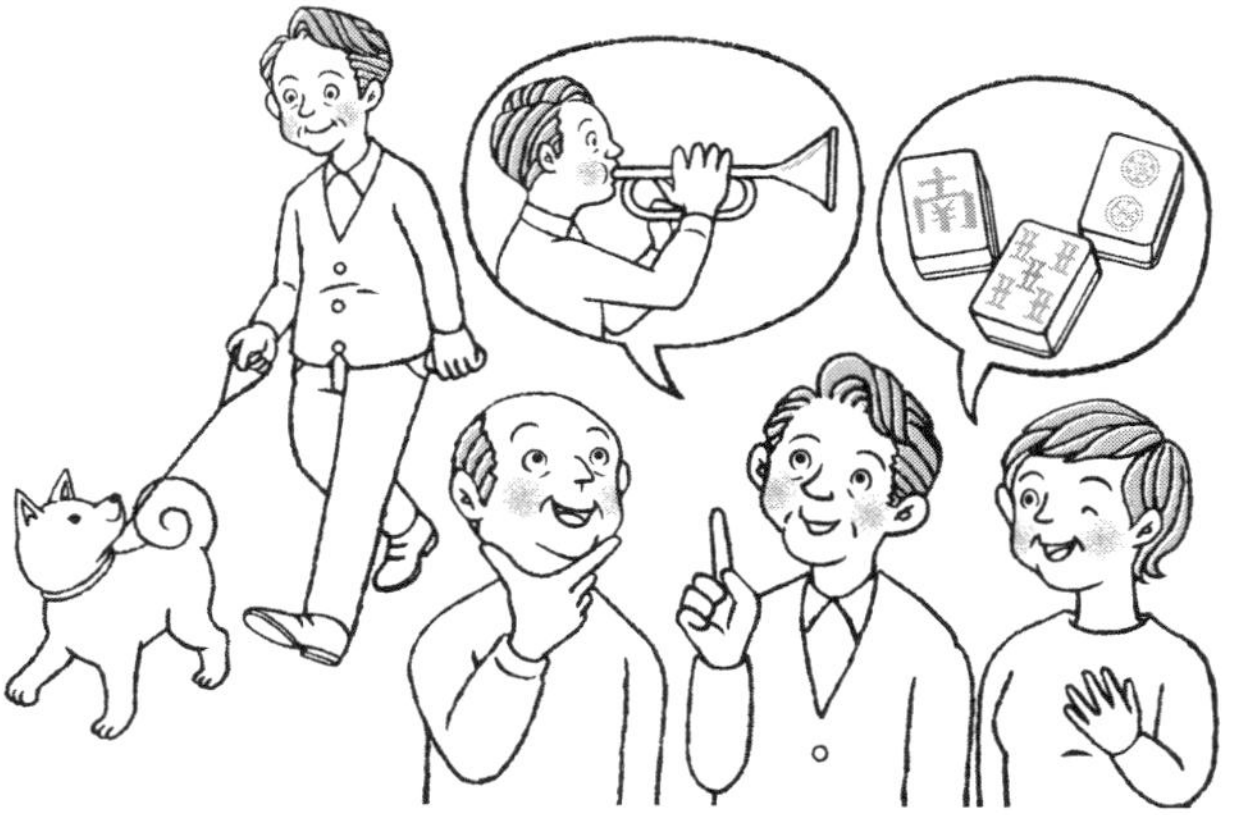

合、初診から6年もたつのに、テストの数値が変わりません。それどころか、最初の頃より高いことさえあるんです。「この点数、間違いじゃない!?」と驚くほど。本当にいい状態がキープできているんですね。

うまくいっている理由としては、早期に受診されたこと、処方した薬がよく効いていることに加え、仲間とワイワイ交流したり、趣味や運動を日々楽しんでいることが、やっぱり大きいんじゃないかと思います。

診察室でも、看護師さんに「今日は一段とおキレイですね」なんてお世辞を言ったり、「体調はどうですか?」とたずねると、「絶好調です!」と笑って答えられたり。

そんなユーモアもお持ちのかたなんですね。

奥様の対応も素晴らしい。付き添いで来られた時に、旦那さんの普段の様子をうかがうと、「先日は麻雀で勝ったんです。よかったわよね、あなた」とか、基本的に悪いことは言わず、よい点を見つけて報告される。きっとご自宅でも同様に、失敗を責めたりせず、やさしくサポートされていることでしょう。それは、おふたりがいつもにこやかなことからもわかります。もしかしたら若い時に旦那さんが奥さんをとても大事にされて、今のように接してもらえる土台を作っていたのかもしれませんけど。私も今から努力しなくては（笑）。

それはさておき、こうしたかたがいらっしゃるということは、とても勇気がわきますよね。

もうひとりご紹介したいのは80代の女性で、最初は病院に行くのさえ、いやがった人でした。娘さんが「健康診断をしてもらいましょう」というふうに言いかたを工夫されて、なんとか連れてこられたものの、なかなか定期的には通ってくれなかった。娘さんだけが来院される家族受診という形をとることもあったのですが（家族受診は残念ながら保険は適用されません）、薬だけは継続的に飲んでもらっていたんです。

そのうちに症状が徐々に落ち着き、2年くらいたったら、ご本人がちゃんと病院に来てくれるようになりました。そこから実際の様子をみて、薬の分量を少し増やしたら、症状がさらに改善された。以来、4年くらい、ずっと同じ状態を保てています。

娘さんが外で仕事をされているので、日中は家でおひとりなんですが、洗濯物を取り込んだり、夕飯のおかずを2品ほど作ったり、家事にも貢献されています。症状によって段階的に薬を調節することで、こんなふうに症状を軽度レベルで維持することもできるんですね。

このおふたりは、決して特別な例ではありません。どちらも開業して間もない頃から診ているので、とりわけ印象深いというだけです。私が診はじめてまだ2、3年といったかたのなかでも、今から5年後、6年後に変わらずお元気でいらっしゃるかたは少なくないはずです。

そう、正しい知識をもって早期に適切な治療を受けるなら、認知症はそれほど怖くはないのです。

目次

第3章

第4章

第5章

オーダーメイドの認知症治療……57

第6章

笑って付き合う認知症

第1章

私が認知症の専門医になるまで

◉老年病科で学ぶ

さて、認知症についての具体的なお話をする前に、私が認知症と取り組むことになった経緯を簡単に振り返ってみます。なにも「自分語り」がしたいわけではなく、ここ20年ほどの認知症治療の進歩にもふれられると思ってのことなのですが、すぐ本題に入ってほしいというかたは、以下の部分を飛ばして第2章からお読みいただいてかまいません。

私が東京医科大学病院の老年病科（現・高齢診療科）に入局したのは、1992年のことでした。でもじつは、お年寄りの病気に最初から興味があったわけではないのです。

老年病科を選んだ理由は、内科医として患者さんをトータルに診療したいと考えたからなんですね。ちょっとカッコつけて言うと、ジェネラル・フィジシャン（総合診療医）になりたかった。今は総合診療科という診療科もできていますが、その頃、患者さんを複合的に診られるのは老年病科だけでしたので。

臓器別に担当医が違うより、ひとりの医者が全身をマネジメントするほうが、患者さんとしても安心のはず。その考えは当時も今も変わりません。しかし、老年病科に入局してしばらくは、内科全般の診療をカバーすることの難しさを感じ、これで本当によかったのかなと、同期の仲間と悩みを語り合ったものです。

そこで考えたのは、ジェネラル・フィジシャンでありつつも、一つの得意分野を持とうということ。

自分の場合はもともと脳神経に興味がありました。脳の病気はどこにダメージを受けるかで症状もまったく違ってくるのですが、その部位をまず診察で推理し、ＣＴスキャンやＭＲＩといった画像で確かめる。ちょっと探偵みたいな理詰めのやりかたに惹かれたんです。

それで、１９９５年に東京都老人総合研究所（現・東京都健康長寿医療センター）

に入りました。以後2年間にわたり、高齢で亡くなられた人たちの脳の解剖を重ね、脳神経の研究に取り組んだことは、本当に大きな財産になったと思います。

脳は立体構造物ですので、手で触って三次元の実物を知っているのと二次元の輪切りの画像しか知らないのとでは、同じ画像を見ても理解度がまったく違います。たとえば、あるタイプの認知症で脳内に発生するレビー小体という物質は、顕微鏡でしか見えません。それが解剖の経験をつんでいると、画像を見ただけであの辺にレビー小体がたまっているなと、透けて見えるように感じられるのです。

認知症に興味を持つようになったのも、この研究所時代でした。当初はパーキンソン病のかたの脳はどうなっているか調べようと考えていたのですが、蓋をあけてみると、アルツハイマー型認知症が思った以上に多いと実感したのです。

当時はまだ「認知症」ではなく「痴呆症」と言っていました。「痴」「呆」という言葉が侮蔑的で誤解を招き、早期診断の支障にもなっていたため、２００４年の厚生労働省の通達で「認知症」という用語に改正されることになったわけです。昔は「脳軟化症」といっしょくたに呼ばれることもありましたね。本来、脳軟化症とは、脳梗塞などで脳の部位が壊死してしまう症状を指し、現在は脳血管性認知症と言いますけれど、かつては実際にその種の認知症が多かった。年をとってアルツハイマー型認知症などを発症する前に、脳卒中になる場合が多かったからです。

それが、平均寿命の延びとともに、みなさんが高血圧やコレステロールに気を使うようにもなって脳卒中自体が減少し、いつしか認知症に占める脳血管性とアルツハイマー型の割合が逆転しました。研究所時代、神経内科の部長の先生が、脳を解剖しながら「10年前とくらべると、脳卒中は圧倒的に減ったね」とつぶやかれたことを覚えています。

さて、老人総合研究所でアルツハイマー型認知症について目を開かされ、1997年に大学病院に戻ったものの、当時はアルツハイマー型認知症で来院されるかたはいませんでした。まだ薬が認可されておらず、治療のしようがなかったからです。それでしばらくは総合内科の勉強をして、パーキンソン病の患者さんを診ることになりました。パーキンソン病には既に薬がいろいろあり、上手に使えば高い効果がえられたんです。

1998年には、研究所時代に取り組んだNFT型認知症の研究で医学博士号を取得しました。脳の中で記憶をつかさどる海馬という場所がひどく萎縮し、物忘れが進むNFT型認知症は、発症例が超高齢者に限られる珍しい病気です。実際、私が研究対象とした6人の患者さんのうち、一番若いかたで死亡時の年齢が101歳、最高齢は106歳でした。このような研究も、高齢化社会ならではのものといえるでしょう。

◉認知症治療の進化とともに

翌1999年、アリセプトというアルツハイマー型認知症の薬が認可され、日本での治療が劇的に進展しました。やがて私自身、この薬の効力に驚くことになります。

認知症専門の鶴川サナトリウム病院に移ったのが2002年、私の担当は内科障害者病棟ともの忘れ外来でした。精神科の医師とチームを組み、アルツハイマー型認知症の患者さんを診ることもありましたが、アリセプトを使うことに積極的ではない先生もいらした。「薬でかえって症状が悪化する人もいる」とおっしゃるんですね。私は新しい薬の効果をこの目で確かめたいと思ったので、自分が責任を持って治療にあたりますからと精神科の医師に掛け合い、ある入院患者さんにアリセプトを処方することになりました。

そのかたは認知症がかなり進んだ80歳前後の男性で、つねにぼーっとしており会話もはっきりできませんでした。それが、薬を飲みはじめて数日後の回診で「具合はどうですか？」と訊くと、「なんともありません！」と元気に答えるではないですか。いや、本当にびっくりしました。薬がこれほどシャープに効く例はなかなかありません。この経験をきっかけに、認知症についてもっと勉強しようと思うようになったのです。

薬だけでなく、ここ20年ほどで認知症の診断はずいぶん進歩しました。脳の画像診断の精度が画期的に向上したのです。

たとえば、「VSRAD《ブイエスラッド》」はMRIの機械に組み込むソフトウェアで、これを使うと海馬の萎縮具合が数値でわかります。脳卒中の場合、脳の画像を見るとダメージを受けた箇所の色が変わっているので間違えようがないのですが、海馬は人によって元の大きさが違うので、萎縮しているかどうか見きわめるのは職人技的なところがあったんですね。それが「ＶＳＲＡＤ」によって、認知症の専門医でなくとも診断の精度が高くなったわけです。

脳に造影剤を入れて血流の分布を見る「脳血流シンチグラム（シンチグラフィーとも）」という検査もできました。アルツハイマー型認知症の特徴として、脳の特定部分の血流低下があげられますが、そうした異常はＭＲＩで脳の形状の変化だけ見ても、わかりにくいことがしばしばあります。脳血流シンチグラムは脳の機能の変化を、症状がそれほどあらわれていない初期段階から可視化してくれるのです。あとで詳しくお話ししますが、認知症の原因はさまざまで、それによって治療も違ってきます。たとえばアルツハイマー型認知症とレビー小体型認知症では、どちらも海馬の萎縮が見られる。それが脳血流シンチグラムの検査をすることで判別され、適切な治療ができるようになるのです。

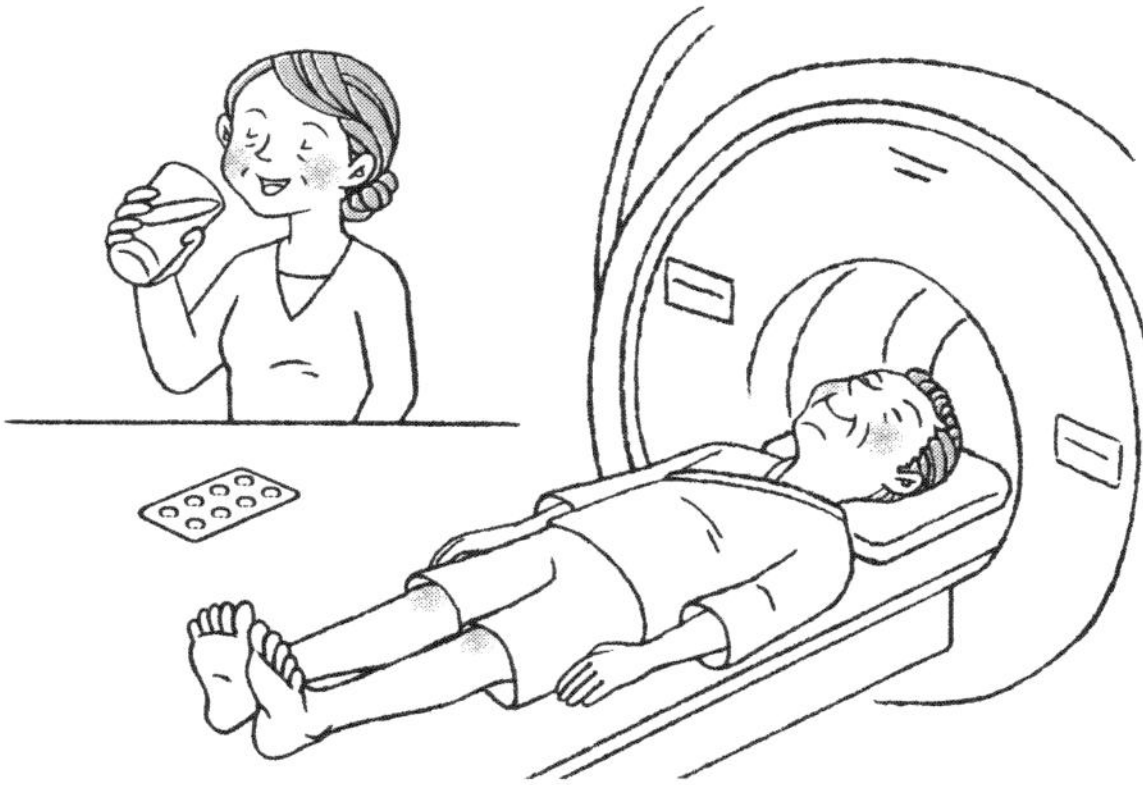

アルツハイマー型とレビー小体型をより明確に見わけるには、「ダットスキャン」という検査が決定的です。レビー小体型になると、脳内でドーパミンを作る大事な部分が減少します。ドーパミンは、体を動かすための神経伝達物質ですね。ダットスキャンというのは、放射性医薬品を静脈注射してから、脳内の微量の放射線を画像として撮るもので、その大事な伝達物質の減少具合がはっきり見られるのです。「放射性」なんて言うと、ちょっと怖い感じがするかもしれませんが、もちろんごく微量なので心配はありません。アルツハイマー型とレビー小体型の鑑別には、この他「ＭＩＢＧ

心筋シンチグラム」という自律神経機能検査を用いることもあります。以上、四つの画像診断は、いずれも保険が適用されますのでご安心ください。

ちょっと専門的な話になってしまいましたが、こうした画像診断の進歩のおかげで、**今は認知症の90％が早期にわかる**といっていいでしょう。

私がなによりもお伝えしたいのは、認知症の治療は先手必勝、早ければ早いほど効果があるということなのです。

第2章

まず知っておきたいこと

◉認知症は病名ではない

　ここまで「認知症」という言葉を説明なしに使ってきましたが、もしかしたらこの言葉自体、大きな誤解があるかもしれません。

「認知症」とは、ひとくちで言うなら、記憶をはじめとする脳の機能が低下したために、今まで普通にできていたことができなくなり、ひとりでは日常生活がうまく送れなくなってしまう状態のこと。

　来院されたご家族と話してみると、「認知症」＝「アルツハイマー病」と思われているかたが本当に多く、いつも「そうじゃないんですよ」とご説明するのに骨を折ります。認知症を引き起こす病気のなかで、確かに一番多いのはアルツハイマー型認知症ですが、他にも原因となる病気がいくつもあるのです。

認知症とは「状態」であって「病名」ではない。いくつかの病気によって起こる状態を指す言葉だということを、まず知っておいていただきたいと思います。

◉認知症になる原因はさまざま

それでは、認知症の原因となる病気には、どのようなものがあるでしょう？

まず、**もっとも多い「アルツハイマー型認知症」。**この病気はアミロイドβ《ベータ》蛋白という物質が脳に沈着し、神経細胞を死滅させることで、いろいろな不具合を引き起こすと考えられています。これはアミロイド仮説といって、今のところ最も信頼されている考えかたですが、異説もあり、まだ研究が続けられている段階なんです。いずれにしろアルツハイマー型認知症では、海馬がまっさきにダメージを受けて物忘れがはじまり、影響が頭頂葉に及べば判断力がにぶったりもしてきます。

私のクリニックでは認知症の患者さんの72％をアルツハイマー型が占めています。以下、アルツハイマー型と脳血管性の併発による混合性が11％、脳血管性10％、レビ

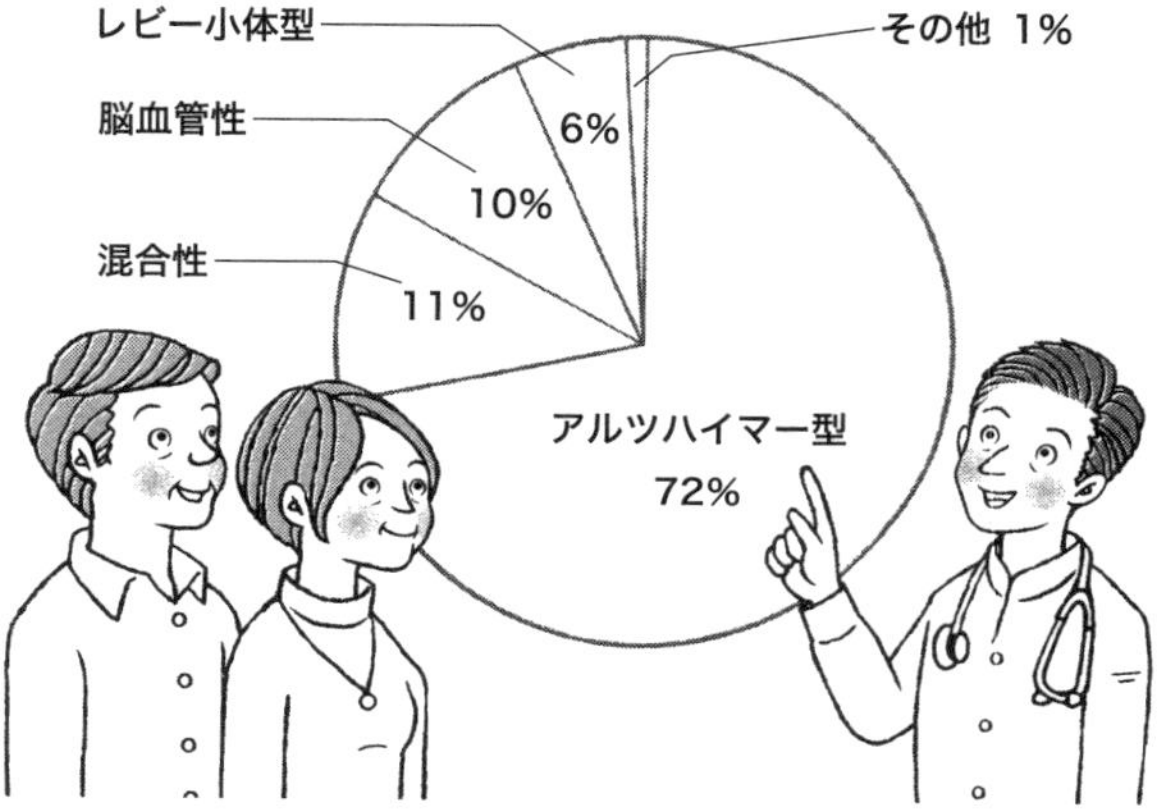

※榎本内科クリニックでの 2014年11月のデータによる

ー小体型6%、その他1%という割合です。アルツハイマー型の割合は年々増加しており、今後も患者数がふえていくことが予想されます。

2番目に多い「脳血管性認知症」は、脳卒中の後遺症として脳の機能が低下するものです。脳卒中とは、脳梗塞、脳出血（クモ膜下出血も含む）のことですね。つまり、脳の血管が詰まったり切れたりして、脳が損傷を受ける。やはりその部位と範囲によって、認知症の症状も違ってきます。

次に多いのは「レビー小体型認知症」です。この病気にかかった人の脳神経系に認められる物質を、レビー小体と呼ぶのです。

レビー小体のできる場所は人によって違い、大脳に出現すると、物忘れや幻視、抑うつといった症状が認められます。**特に幻視はレビー小体型に特徴的な症状**で、私は幻視の訴えがあれば、脳血流シンチグラムの検査をすることにしています。そうするとレビー小体型認知症の人は、大脳のなかでも特に後頭葉の血流が低下しているのがわかります。後頭葉は自分の見たものがなんであるかを判断する部位であり、その機能が阻害されるために、幻視が引き起こされると考えられているんです。

幻視の内容は人によってさまざまですが、虫などの小さな生き物、あるいは人物ということが多いようです。一日のなかでも、夕方以降の時間帯に起きやすい。暗くなるとものがぼやけて見えるので、それが幻視につながるのでしょう。机の上に虫が見え、手で取ろうとしても取れないものだから、気味が悪く、とても気にします。通りの向こうに黄色い帽子で赤いランドセルをしょった女の子が見えるなど、現実と区別がつかないほどリアルな幻視もありますが、それが自分に悪影響を及ぼすものではないとわかると、次第に気にならなくなることもあるようです。

大脳以外でレビー小体が発生する部位としては、たとえば体の動きに関係する中脳の黒質があげられます。ここにレビー小体が多く分布していると、体の動きが悪くなり、パーキンソン病と同じ症状があらわれる。あるいは、延髄の迷走神経背側核《はいそくかく》という場所にレビー小体が多いと、立ちくらみや血圧の大きな変動など、自律神経失調症状に悩まされることになります。

そのほか、患者さんの数は少ないですが、さきにもふれた「NFT型認知症」や、感情のブレーキがかかりにくい「前頭側頭型認知症」、「嗜銀顆粒《しぎんかりゅう》性認知症」などがあります。「嗜銀顆粒性」という名前は、さきほどアルツハイマー型でご説明したアミロイドβ蛋白を見つけるために、銀染色という方法をとるのですが、そこでアミロイドβ蛋白とはまた違うカスのようなものが染まったことからきています。症状もアルツハイマー型ほど激しくはなく、個人差はありますが、ちょっと変わり者のいじわるおじいさん、おばあさんとして、見過ごされることが多いようです。

認知症の症状があらわれても、正常圧水頭症や慢性硬膜下血腫など脳外科の手術をすることで、すっかり治ってしまうケースもあれば、首から下に原因が潜んでいることもあります。感染症や甲状腺機能異常など、内科の病気が引き起こす認知症ですね。

意外な原因としては、ビタミンB_1不足があげられます。とにかくお酒が大好きで、何も食べずに飲む人がいるでしょう。そうするとビタミンB_1が不足して認知症の症状を引き起こす場合があるんです。ビタミンB_1を補給すれば回復しますが、その時期を逸すると、いくら補給しても「時すでに遅し」となってしまう。これに限らず、治る認知症を見逃してはいけません。

認知症の原因は他にもまだありますし、これからもいろいろな物忘れの病気が報告されてくることでしょう。その全部を知る必要はありません。**認知症で一番多いのはアルツハイマー型認知症だけれども、他にも原因となる病気がある**ということ。そして、**ベストな治療のためには、初期の段階でアルツハイマー型かどうかを見きわめる必要がある**ということを、しっかりと心に刻んでいただけたらと思います。

第3章

なぜ「かかりつけ医」がよいのか

◉老年病科、高齢診療科を知っていますか？

私が学んだ東京医科大学病院の「老年病科」は１９７１年の設立で、２０１３年に「高齢診療科」へと改称されています。大学によって「老年病内科」など名称は異なりますが、要するに高齢者を対象に、病気ごとに診るのではなく、全身をまとめてケアしようというところです。まだそうした診療科を設けていない大学病院も多いのが実情ですけれど、高齢化社会の進展とともにこれからますます必要になり、増えていくことは間違いありません。

高齢診療において最もメジャーな学会に、「日本老年医学会」があります。１９５９年に任意団体として発足し、１９９５年には社団法人となった学会で、会員数は増加の一途をたどり、２０１５年４月の時点で６２００名余りにのぼります。活動方針の一つに老年病専門医の育成があり、地域において専門的見地から医療・福祉関係者に指導・支援をするリーダーの養成も掲げています。

現在、日本老年医学会が認定した専門医は、全国に１４００名以上います。かくいう私も、この学会で専門医と指導医の資格を取得した者です。ちなみに老年病専門医を名乗り続けるためには、５年ごとに必要な研修をクリアして認定を更新しなければならないなど、けっこうキビシイんですよ。お住まいの近くの専門医を探したい時は、学会のホームページで名簿が公開されていますのでチェックしてみてください。各都道府県ごとの検索もできるようになっています。

しかし、お年寄りでも、それぞれの病気によって「消化器内科」や「心臓外科」などで治療してもらえばいいようなものなのに、どうしてわざわざ「高齢診療科」や「老年病科」が必要なのでしょう。

高齢になると、病気が一つだけとは限りません。持病の二つや三つは普通で、むしろそれ以上の病気を抱えていることも珍しくないでしょう。そうした場合、複数の医療機関に通院することは大変な負担となります。さらにまた、ある病気に対する治療が、もう一つの病気にはよくない影響を与えてしまうこともある。それぞれ別の診療科で治療を受けたために、かえって病気の回復が遅れるケースもありえるのです。

高齢診療科では、そうしたリスクが防げます。複数の持病があっても、ひとりの医師が全体のバランスを取りながら診ていきますので、治療が相殺するおそれはありません。話を認知症に限っても、今はいろいろな診療科で治療を受けることができます。神経内科、精神神経科、一般内科などが主なところでしょう。そんななか、**高齢診療科の大きなアドバンテージは、首から上の治療と首から下の治療の両方を、つまりは全身管理を一手に引き受けることにある**のです。

私自身、もし内科的な治療が必要な状態で、なおかつ認知症が疑われるようになったとしたら、高齢診療科に通院すると決めています。

◉全身管理が大切です

脳の病気と首から下の病気が互いに関係する場合が多いということは、脳神経の研究に取り組んでみて、強く実感したことでした。

また、私が大学病院に勤務していた頃、実際にこんな患者さんもいらっしゃいました。

当時80代のかたで、肺炎のために入院されたのですが、初日の晩に混乱状態となり点滴のポールを倒してしまった。それで精神科の先生に相談して、混乱時の治療を依頼。２日目の夜も混乱状態になったので、精神科の先生の指示通りに向精神薬を投与したところ、翌日は眠ったままで起きられなくなってしまったのです。

薬の量を間違えたわけではありません。実はこの患者さん、レビー小体型認知症だったんですね。前にもご説明したように、レビー小体型認知症はパーキンソン症状を合併する場合があります。このかたはパーキンソン症状で飲み込みが悪くなり、それが肺炎の原因となった可能性が高いとわかりました。そしてこのレビー小体型認知症は、薬に対する過敏性があって、投与量に繊細な工夫が必要なんです。

レビー小体型認知症と診断してからは、細かい薬剤調整ができたので、混乱状態もなくなり、パーキンソン症状も改善されました。肺炎による心不全と腎不全も合併していましたが、これも全身管理で何とか乗り切れました。

この患者さんの場合、疾患別に縦割りで医師がかかわるとなると、神経内科・精神神経科・循環器科・呼吸器科・腎臓内科と分かれることになり、それぞれの立場でバランスよく診療することは事実上困難でした。まさにこのようなケースは、高齢診療科の医師が最も真価を発揮できるものといえるでしょう。

◉かかりつけ医の三つのメリット

そもそもアルツハイマー型認知症になる確率は、糖尿病や高血圧症のかたが、そうでない人の2倍、高コレステロール血症のかたは3倍にも達します。適切な内科的治療によって認知症の治療効果も上がるし、やりかた次第で二つの治療が好循環にも悪循環にもなるのです。

私が内科全般を診られる老年病科に進んだのは、もともと地域密着の開業医志望だ

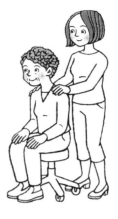

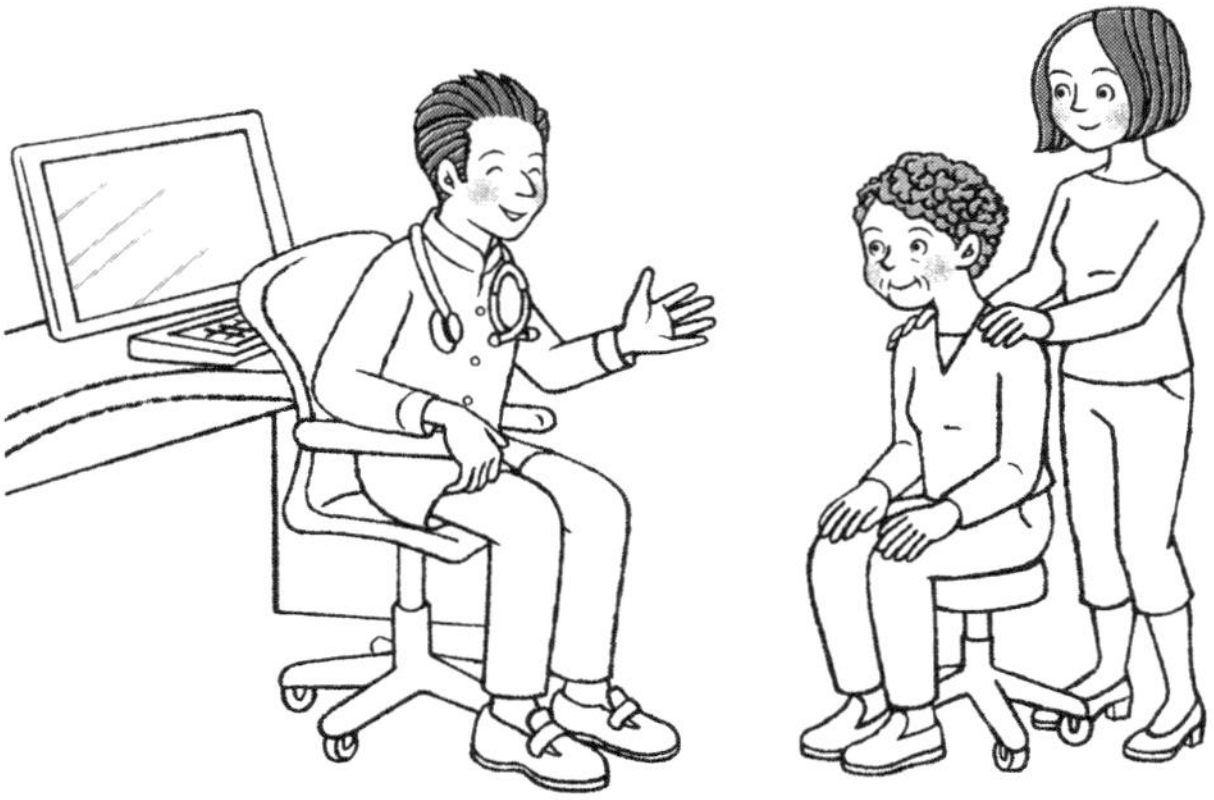

ったからでもありましたが、認知症も診られて内科も診られれば、多くの人に喜んでもらえるし、自分としてもやりがいを感じられるはず。あらためてそう考え、２００９年に現在のクリニックを開業したわけです。

そして、かかりつけ医として、ある程度の経験を積んできた今、本当に大きなやりがいを感じる日々です。それと同時に、認知症のかたが大病院に通院していては得られないメリットもみえてくるようになりました。

ここでは認知症のご本人、そしてそのご家族の側から、開業医＝かかりつけ医を受診するメリットをいくつかあげてみましょう。

まず**メリットの一つ目は、受診する際のハードルが低いこと**です。

認知症の初期段階で、自覚症状がなかったり、自分の症状を認めたがらないケースでは、そもそも病院での受診自体、難しいことがしばしば。大学病院や認知症疾患センターのような大きな病院になればなるほど、受診へのハードルは高くなる一方です。また、そうした大病院は予約が基本ですが、数カ月先まで埋まっていたり、予約当日になって当人の気分が乗らずキャンセルを余儀なくされるなど、治療のスタートラインに立つことさえ、なかなかできなかったりするものです。

その点、近所の診療所や個人病院なら、まず予約などせずに受診できる。通いなれたかかりつけ医であればこそ、認知症が疑われるかたも大きな抵抗を感じることなく、いつものように来院できることでしょう。

つぎのメリットは、きめ細かな診療を受けられること。

大きな病院ですと、ようやく受診にこぎつけても、担当医が外来患者を診るのは週に数コマと限定されている場合がほとんどです。そのため、主治医に相談したくてもタイミングがずれてしまったりする。これに対し、かかりつけ医は、同じ医師がほぼ連日、外来を受け持っているので、何かあったらいつでも何度でも受診することが可能です。それにより、きめ細かな診療を受けることができるのです。

そして三つ目、認知症の発症前からその人を診ていることが、最大のメリットです。医療機関での問診や物忘れの程度をみるテストなどでは、残念ながら氷山の一角しかうかがえません。特に初診で来られたかたの場合、普段の生活環境や能力を正確につかむことは難しい。医療関係者の前では自分のいいところを見せようとして張り切り、実力以上の能力を発揮することもあったりしますから。

私のクリニックは高齢診療科に特化したものではなく、あくまでも内科を基本にしていますので、もともとは一般内科疾患で通院していたかたが、いつしか認知症を発症するケースも珍しくありません。発症する前の様子や家族関係といった背景を、あらかじめ知っていることで、どのようなアドバイスの仕方をしたら受け入れてもらいやすいかなど、よりよい対策を練ることができるのです。治療や環境調整を適切におこなうために、バックグラウンドを把握していることは大きなメリットとなります。

環境調整というのは、治療や介護がスムーズにいくよう、そのかたのまわりの生活環境をととのえることですね。そこには、定期的に介護サービスに行けるように段取りをつけるといったことも含まれます。認知症医療では薬物治療が重要ですが、この環境調整も同じくらい重要です。**かかりつけ医は、地域包括支援センターや在宅介護支援センター、ケアマネージャーなど介護関連のかたがたと情報を密に共有しているので、さまざまなかたのさまざまなケースに、適切なタイミングで細やかに対応することができる**わけです。

◉お医者さんはどうやって探す？

以上、かかりつけ医のメリットをいろいろ挙げてきましたが、読者のなかには「特に決まったかかりつけ医はいない」というかたもいらっしゃるでしょう。また、「**自**

分が住んでいる地域の開業医のうち、認知症に詳しいお医者さんを知りたい」という
ご要望もあるかもしれません。

そんな場合は**「認知症サポート医名簿」をチェックしてみましょう。**

厚生労働省では、各地域のかかりつけ医が適切な認知症の診断ができて、ご家族の相談にも乗れるよう、「認知症地域医療支援事業」を実施しています。これは、都道府県・指定都市の医師会ごとに、認知症に関する地域医療体制づくりの核となる「認知症サポート医」を養成し、さらにそのサポート医が、地域のかかりつけ医に対して認知症に関する研修をおこなうというものです。

たとえば東京都では、認知症サポート医になるための研修と、かかりつけ医の認知症研修の修了者のうち、公表に応じた医師の名前と所属する医療機関を「かかりつけ医・認知症サポート医名簿」としてリストアップしています。インターネットをなさるかたなら、**都道府県・指定都市名と認知症サポート医といった言葉で検索**すれば、すぐにヒットするはずです。インターネットに馴染みのないかたは、市役所などに問い合わせてみてください。

また、日本認知症学会のホームページでも、この学会に入っている専門医（私もその一人ですが）や専門医のいる施設のリストが見られます。これは都市部のお医者さんが主で、施設も大きな病院が多いですが、選択肢の一つにはなるでしょう。

かかりつけ医はもちろん、認知症サポート医、ケアマネージャーなど、**あなたの住む地域にも、頼りになるサポーターは必ずいます。**認知症かな?と思ったら、まずはそうした人たちをどんどん頼っていいのです。

第4章

スムーズに受診するコツ

◉「あれっ？」と思った時が受診どき

「どんな状態になったら病院に行くべきですか？」

「お医者さんに相談するのはどのタイミングがいいですか？」

そんな質問をよく受けます。

年齢が高くなればなるほど物忘れは増えていくものですから、たまに会う人の名前が思い出せない程度の物忘れなら、まず心配ないでしょう。

「物忘れ」を専門用語で言うと「記憶障害」。何だかぎょうぎょうしいですけど、障害をきたす記憶には二種類あって、**「出来事記憶」**と**「手続き記憶」**に分かれます。

出来事記憶とは、自分が経験した出来事に関する記憶です。昨日はどこそこで誰に会って何をした、その人にこんなことを言ったあるいは言われた、といったような記憶ですね。これは高齢者なら衰えて当たり前。よく覚えているに越したことはないも

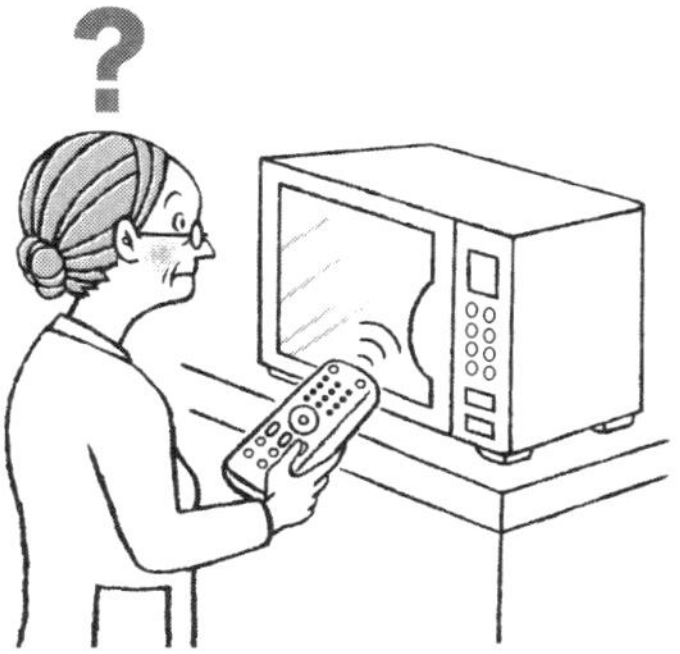

手続き記憶

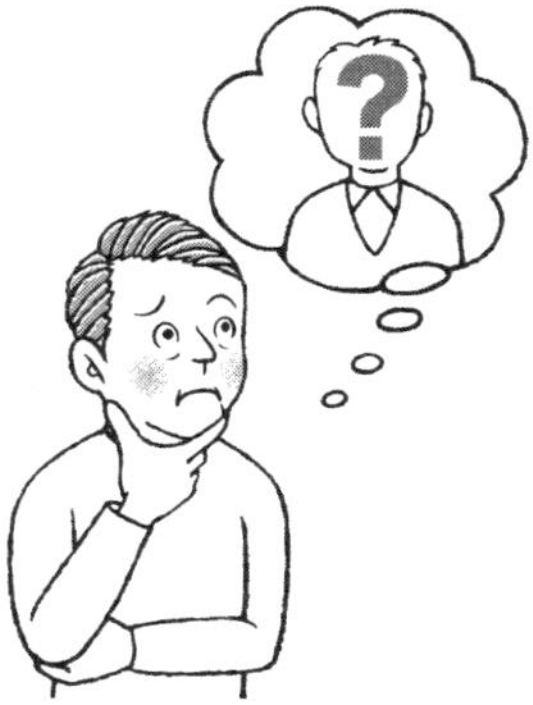

出来事記憶

のの、毎日の生活を続けていくうえで、出来事記憶が多少失われても、それほど支障はありません。

もう一つの**手続き記憶とは、生活の段取りに関する記憶**です。歯みがきの仕方からテレビのリモコンの操作法、お風呂に入った時にどのレバーをひねればお湯が出て、どこを動かせば温度を調整できるかなど、とくに意識せずとも覚えているような、生活に必要な記憶のことをいいます。この記憶に不具合が生じると、身の回りのことがひとりではできなくなり、家族やヘルパーさんなどの保護がないと暮らせなくなってしまいます。

つまり、失われた場合に大きなダメージとなるのは、出来事記憶よりも手続き記憶のほうであり、**受診すべきポイントは、その物忘れによって日常生活に不便や不具合が起きているかどうか**です。日常生活の決まり事に迷うそぶりがみえたら、すぐに医療機関を受診して検査を受けることをおすすめします。

ただし、気をつけないといけないのは、まだ手続き記憶の衰えがみられなくても、認知症の初期の場合があるということ。アルツハイマー型認知症などでは、まず出来事記憶の衰えが目立つようになり、そこで適切な治療をしないと手続き記憶のほうも失われはじめるのです。

そのかたの異変に最も気づきやすいのは家族や昔からの知人です。たとえ出来事記憶の衰えであっても、これまでとちょっと違うなと感じられるようになったら、受診を考えてみてください。みなさんが「あれっ？」と思った時が受診どきなのです。

◉自宅でもできる脳機能テスト

とはいえ、「あれっ?」と思われても、もう少し様子を見ようとか、受診をためらわれる場合もあるでしょう。そんな時のために、**受診すべきかどうかを見わける、とても簡単な方法をお教えします。**

まずは、**最近のニュースで印象に残っているものを尋ねてみてください。**

政治情勢にしろ芸能ニュースにしろ、正常なかたの99%からなんらかの答えを得られるのに対し、アルツハイマー型認知症のかたの返答率はわずか2%。正常と認知症のボーダーラインにあって軽度認知機能障害といわれるかたも36%しか答えられないという低い数字が出ています。

また、たんに答えられないだけでなく、**注目すべきは「最近テレビは見ていないから」とか、「ニュースは知っているが印象に残ったものはない」という取りつくろいです。**そういうこともあるだろうとスルーしてしまいそうですけど、こうした取りつくろいが、アルツハイマー型認知症のかたでは42%、軽度認知機能障害のかたでも23

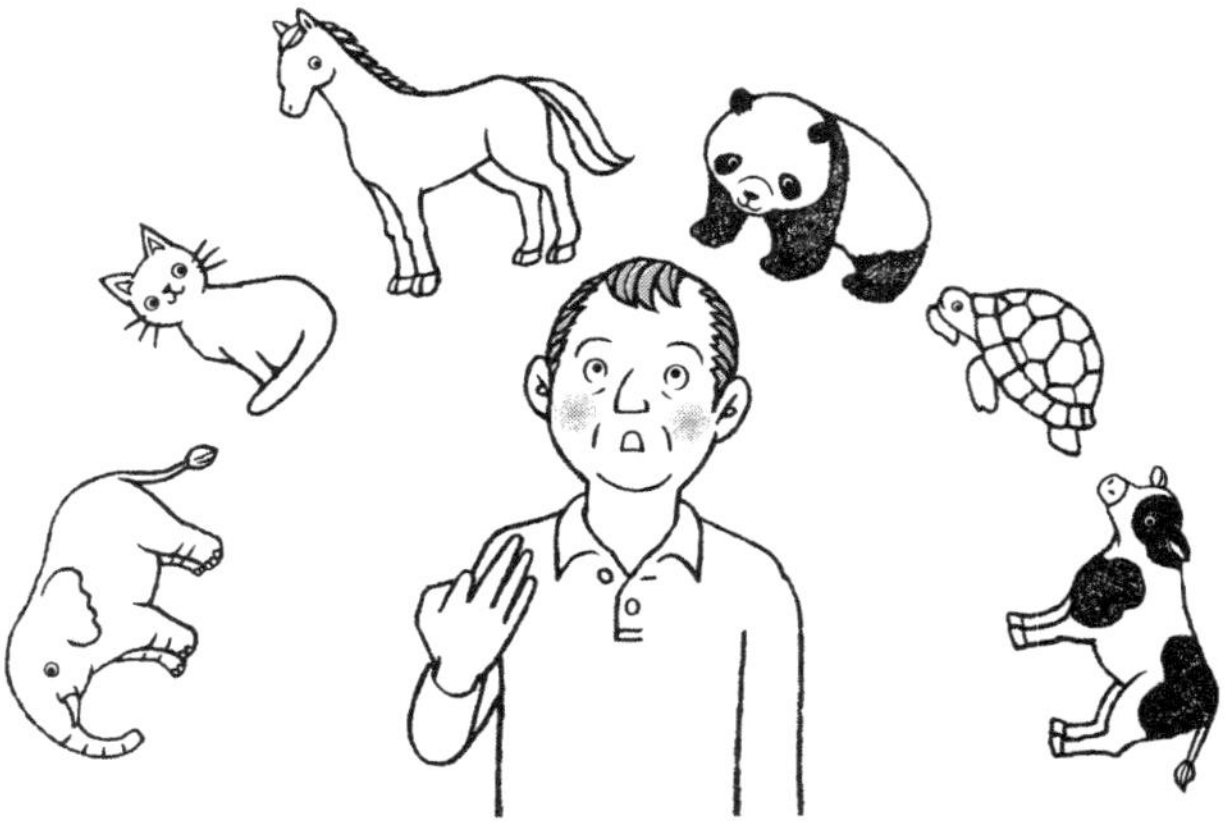

％の割合で認められるのです。もし、最近印象に残ったニュースを答えられない、または取りつくろいが認められるようなら、病院で診てもらうほうがよいと思います。
二つ目の見わけかたは、**1分間スクリーニングテスト**というものです。
「スクリーニングテスト」とは、ある病気が発症している人、あるいは発症することが予測される人を、ふりわけるテストのこと。1分間スクリーニングテストは、東京医科大学高齢診療科の羽生《はにゅう》春夫教授が開発したもので、**1分間で動物の名前をいくつあげられるかで判断します。**正常と認められる基準は13個以上。ただし、干支の順番で動物を並べるのはナシです。

認知症のスクリーニングテストとして、世界中の病院でもっとも多くおこなわれているのはＭＭＳＥ（Mini-Mental State Examination）です。15分ほどかけて、いくつかの決まった質問をしたり、ある図形を描かせたりするもので、30点満点で採点し、24点以上が正常とされます。しかし、いきなり「今年は何年ですか？」と訊かれたら、もろに試されている感じがして、「馬鹿にするな！」となりますよね。計算問題に5点が配点されていたりして、教育水準などに左右されるといったデメリットもあります。

1分間スクリーニングテストなら、ＭＭＳＥよりはるかに簡単で、かつ遜色のない結果が得られます。このテストのユニークなところは、頭の体操のようなゲーム感覚で質問できるので不信感を持たれにくいこと、鉛筆などモノが全く必要ないこと、教育水準・男女差・年齢などの違いが成績にほとんど影響しないこと。これがたとえば動物ではなく野菜の名前をあげてもらうとなると、料理をする機会の多い人ほど成績がよかったりしますよね。

◉いやがる人を受診させるには

さて、あなたの大事なかたが「認知症かな？」と思われたら、なるべく早めの受診をおすすめしますが、なかにはもともと病院嫌いの人もいるでしょう。

そうでなくても、「認知症かもしれないから病院に行きましょう」などと言われたら、不安にかられるばかりで、病院になんか行きたくなくなってしまいます。

受診をうながすためには、「認知症」ではなく、「物忘れ」という言葉を使うようにしてください。たとえば、「ちょっと物忘れが多くなっているかもしれませんね。物忘れには原因がいろいろあって、それがわかれば、今はいい薬があるそうですよ。一度みてもらったら安心でしょう」というふうに。

また、「はじめに」でご紹介した80代の女性のように、「今日は健康診断ですよ」と言ってみるのもいいでしょう。**「検診」や「健康診断」といった言葉も、病院に行く**

抵抗を少なくします。

要するに、病気や病院に対する怖いイメージをなるべく持たせないようにすることが、受診のための第一歩です。

◉ひとり暮らしの人も、これで安心

調布の私のクリニックにいらっしゃるかたは、ご家族で来られるケースがほとんどですが、全国的にはひとり暮らしのお年寄りも多いでしょう。

受診のタイミングはこれまでご紹介してきたポイントと変わりはありません。銀行の暗証番号を思い出せない、今まで使えていた電化製品が使えなくなったなど、生活に不便や不具合が起きてきたら、かかりつけ医に相談してみてください。

ご自身で認知症を疑われ、ひとりで来院されるかたは、じつは問題のない場合がほとんどなのですが、正常と認知症とのボーダーライン上の軽度認知機能障害ということもありますので、まずは受診しておけば安心です。

とはいえ、自分では症状に気づけない場合もあるので、特に**ひとり暮らしのかたには、地域包括支援センターの人と定期的に連絡をとるようにしておくことを、おすすめします。**

地域包括支援センターは、介護保険を用いて高齢者や認知症のかたを支える機関です。各市町村に必ずあるので、役所に聞けば所在地や連絡先を教えてくれるでしょう。センターには社会福祉士や保健師、ケアマネージャーがいて、それぞれのかたに必要なサービスを検討し、提供しています。

認知症の症状が出る前からセンターに顔を出しておけば、ちょっとした変化でも気づいてくれるはずです。実際、認知症の疑いのある人や、認知症で困っている人を、支援センターのスタッフが病院受診につなげてくれることは多く、認知症のかたを地域で支えるために大きな役割を果たしています。

この支援センターに限らず、ひとり暮らしのかたは、できるだけ社会とつながっておくことですね。人と顔を合わせ、会話を交わしていれば、脳へのよい刺激になるのはもちろん、自分では意識していない異変にも気づいてくれるでしょう。

人とつながっていることは、予防にも有効ですし、発症した場合にも、頼れるセーフティネットになってくれるんです。

第5章

オーダーメイドの認知症治療

◉受診から診断までの流れ

さて、いよいよ受診です。これから、診療はどんな具合に進んでいくのでしょうか。まずは問診、そして検査。**検査は、「MMSE」「体全体の健康チェック」「頭部画像検査」、この3点セット**になります。

MMSEという実力判定テストについては、前にもふれましたね。今年が何年かといった質問や、図形を描いてもらったりするテストで、30点満点で24点以上が正常とされるものです。

体全体の健康チェックは、レントゲン、心電図、血液検査などです。認知症といえば、首から上の問題と思われがちですが、ここまで読んでいただいたかたなら、それが間違いということはもうおわかりでしょう。

頭部画像検査には、頭部CTや頭部MRIに加え、ここ20年ほどで急速に進歩した

VSRAD、脳血流シンチグラムなど、いくつかの方法があることは、これも初めのほうでふれました。頭部画像検査は、認知症の治療のために絶対必要なステップですから、このあと詳しくご説明することにします。

そうした問診と各種の検査を総合し、医師は診断をくだします。そして必要なかたには症状にあった薬をお出しすることになります。

診断が正しくなかったら、正しい薬も出せません。物忘れがひどいからアルツハイマー病だろうと、画像検査をせずに安易に診断し、アルツハイマー病の治療薬を処方したら、逆に具合が悪くなることもあるのです。

◉画像診断という大きな味方

ベストな治療のためには、初期の段階でアルツハイマー型認知症かどうかを見きわめなければなりません。見きわめは正確でなければならず、正確な見きわめには、画像診断が大きな味方となります。

ところが、これが医師の間でも、なかなか共通の理解となっていないのが現状です。私は月に一度ほど、医師向けの認知症の講演をしていますが、その場でみなさんに確認してみると、認知症の非専門医の場合、約3割のかたは画像検査をせずに診断と治療をしているようなのです。

私は認知症の専門医として数多くの患者さんに接し、さまざまな経験も積んでいるわけですが、それでも問診だけでアルツハイマー型認知症かどうか見わけるのは難しいと感じます。

たとえば、さきほどもちょっとふれましたが、アルツハイマー型認知症とレビー小体型認知症は、症状だけでは見わけがつきにくかったりします。それが、医学の進歩による最新の検査——ダットスキャンや脳血流シンチグラムなどを使えば、はっきりと区別できる。アルツハイマー型とレビー小体型では治療の内容や介護で気をつけるべき点が違うので、検査による早めの見きわめが重要なのです。

また、アルツハイマー型認知症と似たような経過と症状だとしても、脳腫瘍や慢性硬膜下血腫など、生命にかかわる脳の病気が原因ということもある。早とちりせずに検査で正確を期せば、脳外科の治療で認知症が改善される場合もあるのです。

繰り返しますが、問診でアルツハイマー型と考えられる場合でも、画像検査を省略してはいけません。**画像による診断は、認知症の診断に決して欠かすことのできない重要な手順**なのです。

◉「認知症」はNGワード

さて、これはわれわれ医者の側の問題ですが、問診や検査で治療が必要とわかったら、認知症という診断をご本人に告知すべきでしょうか。

これが癌のような病気であれば、ケースバイケースで、現在の状況や病状、および予測される進行度合いによって告知するかどうかを判断すべし、ということになります。

しかし、認知症の場合、私の経験からすると、**認知症という言葉をご本人に対して使うのは、おすすめできません。**いきなり「あなたは認知症です」と告げられても、いらぬ心配や不安がわきおこるばかりで、治療という方向に気持ちを向けにくくなるからです。

なにより大切なのは、ご本人が治療に前向きになれること。そのためには、さきほどお話しした受診をうながすコツと同様に、「認知症」ではなく「物忘れ」という言葉を使い、さらに原因によって説明の仕方を変えるよう、私は心がけています。

たとえばアルツハイマー型認知症の場合なら、

「脳のなかで最近のことを覚える海馬という場所がちょっと縮んでいるので、物忘れが出ているようです。このタイプの物忘れは放っておくと、頭がすっきり働かなくなることがあります。でも、物忘れの進みかたを緩やかにするいい薬があるので、今のうちに飲んでおけば大丈夫ですよ」

脳血管性認知症の場合は、

「脳の血液がうまく循環していないところがあり、脳の働きが部分的に落ちているようです。循環をよくする薬を飲んだり、血管が固くならないような予防をきちんとすれば、進むタイプの物忘れではないですよ。いい薬を出しておきますから安心してください」

レビー小体型認知症だったら、

「脳に悪さをするレビー小体というモノができているようです。このレビー小体のできる場所や広がりかたによって、手や足が震える状態になったり、物忘れや幻視といった症状が起こることもあります。運動と頭の両方の薬を使うので治療が少し難しくなるかもしれませんが、アルツハイマー病より薬の効果が出やすいという研究結果もあるので、そう心配はいりません」

こうした説明で重要なのは、病名の告知ではなく、薬を飲んだほうがいい理由と、治療をすれば安心であるというメリットを、しっかり伝えることなのです。症状の自覚のない場合でも、今なぜ薬が必要なのかを納得できれば、治療に協力していただけます。

ただし、薬を飲まないとどんどん悪化しますよなどと、薬を飲まないデメリットを必要以上に強調しないこと。人は誰しも、怖いことを言われるような場所には行きたくないですからね。

残念なことに、今の日本では認知症の怖い面、悪い面だけがクローズアップされがちです。そんな情報だけをインプットされて、いざ自分が認知症と言われたら、どれだけ不安になることか。自分が認知症のはずはない、もう病院なんか行くものかと、怒りだす人もいるでしょう。

認知症は告知したほうがよいという医師もいるのですが、**告知することで治療をドロップアウトされるリスクを冒すよりも、安心して治療を受けてもらえる工夫を優先すべき**と、私は考えています。

◉薬は何のために使うのか？

ここからは、薬による治療についてお話ししていきましょう。

認知症の原因は多岐にわたり、個々に説明すると、とても一冊ではおさまらないので、最も患者さんの多いアルツハイマー型認知症のケースを取りあげます。

「出来事記憶」と「手続き記憶」の違いについてはさきほどふれましたが、**認知症の進行を遅らせる薬は、「手続き記憶」の維持が目的です。**

アルツハイマー型の初期症状にみられる出来事記憶の衰えは、海馬の萎縮によるものので、残念ながら記憶力を取り戻す薬はまだ存在しません。重要なのは、そこからいかにして手続き記憶のダメージを抑えられるかということ。手続き記憶さえ保たれていれば、家族のサポートを受けながら自宅での生活を続けられますから。しかし、初期の段階で適切な薬を使わないと、手続き記憶も維持できなくなってしまうのです。

現在、アルツハイマー型認知症の治療薬は4種類あります。医師はその中から適切と判断した薬を選んで処方するわけですが、**手続き記憶が維持されていればその薬を続けていいい**でしょう。逆に、薬を飲んでいるのに、それまでできていた日常の段取りがうまくいかなくなった場合は、薬の種類も含め、治療全体の見直しが必要です。非専門医に投薬を受けているのであれば、専門医にセカンドオピニオンを求めるのもよいかもしれません。

◉症状によって薬も違う

アルツハイマー型認知症にかかると、誰でも同じような症状になり、同じように病気が進行すると思っていませんか？

じつはそれも間違いです。出来事記憶の衰えなど、共通した能力の低下は認められるものの、**症状や行動パターンは決して同じではなく、それによって適した治療薬も違ってくる。**洋服にたとえるなら、既製服をあてがうのではなく、各人に合ったオーダーメイドの治療が必要になってくるのです。

アルツハイマー型認知症の場合、私はその症状と行動パターンを大きく二つのタイプに分類して治療方針を決めています。

陽性ＡＤ群＝怒りやすくなったり、妄想、興奮など問題行動が目立つタイプ

非陽性ＡＤ群＝陽性ＡＤ群以外。典型的な例は意欲が低下して自発性が落ちてくるタイプ

ＡＤとは、アルツハイマー病（Alzheimer's Disease）の略ですね。陽性と非陽性の割合は、私のクリニックの場合、ほぼ1対2。精神科では陽性の割合がもっと多くなるはずですが、1対2というのが全体的に妥当なところではないかと思います。精神科で陽性ＡＤ群が多いのは、症状が異常な言動となって現れるので、家族や周囲の人がこれはおかしいと気づき、病院に行ったほうがいいと判断しやすいためでしょう。

それに対し、非陽性ＡＤ群は比較的穏やかで、はっきりした問題行動もありません。前よりぼーっとしてきたようだけど、歳をとったらこんなものかなとも思われるので、ある程度進行しないと受診につながらない。見過ごされやすいタイプなんですね。なにごとにつけ興味がなくなりがちで、ずっと書いていた日記をやめてしまったり、長年の趣味に見向きもしなくなったりする。

そんなふうに意欲が低下している**非陽性ＡＤ群のかたには、コリンエステラーゼ阻害薬**を処方します。

アルツハイマー型認知症になると、脳を活発に働かせるアセチルコリンという物質が減っていきます。この大事なアセチルコリンを分解する悪い奴が、コリンエステラーゼという酵素なんです。コリンエステラーゼ阻害薬は、敵となる酵素の発生を阻害し、アセチルコリンを守る治療薬。意欲を高めて認知症の進行を遅らせる薬ということになります。

一方、問題行動が目立つ**陽性ＡＤ群のかたには、ＮＭＤＡ受容体拮抗薬**という薬があります。

ＮＭＤＡ受容体は、神経細胞のなかで記憶や学習の際に出るグルタミン酸を受容する働きをしています。アルツハイマー型認知症では、グルタミン酸の過剰な放出によってノイズが発生し、わけがわからなくなってしまう。ＮＭＤＡ受容体拮抗薬には、そのノイズにフィルターをかけて脳神経を適切な働きに戻す効果があるのです。そうして気分を落ち着けて考えをまとめやすくし、認知症の進行を遅らせるんですね。陽性ＡＤ群は介護の負担も大きいので、この薬で症状が抑えられれば、介護のかたもずいぶん助かるでしょう。

アルツハイマー型認知症で自然経過にまかせると——つまりまったく薬を使わないと、MMSEテストの点数が1年で3点ほど下がると言われています。それが薬を使うことでマイナス1点にとどめられたら、2点分の恩恵にあずかっていることになる。同じ点数をキープしたり、プラスになったりしたら、その薬がさらによく効いているというわけです。

ひとくちにアルツハイマー型認知症といっても症状の出方は同じではなく、**タイプに合った薬を使えば病気の進行を遅らせることができるし、問題行動を抑えることもできる**のです。その点はおわかりいただけたと思いますので、次に個々の薬について、少し詳しくご説明します。

◉覇気が出やすいアリセプト

アルツハイマー型認知症の四つの治療薬のうち、三つがコリンエステラーゼ阻害薬、

表1・アルツハイマー型認知症の４つの治療薬

	商品名	用法	回数	特徴
コリンエステラーゼ阻害薬	アリセプト	飲み薬	1日1回	覇気が出る
	レミニール	飲み薬	1日2回	不安が減少し、明るくなる
	イクセロン リバスタッチ	貼り薬	1日1回	日常生活上の動作の改善
NMDA受容体拮抗薬	メマリー	飲み薬	1日1回	会話能力の改善 穏やかになる

残り一つがＮＭＤＡ受容体拮抗薬です（表1）。

まずは、コリンエステラーゼ阻害薬のほうからみていきましょう。これは飲む薬が2種類と皮膚に貼る薬が1種類です。

ドネペジル（商品名アリセプト）は効き目がシャープで、とても覇気が出やすい印象があります。穏やかな非陽性ＡＤ群のかたにはピッタリの薬です。

効果が長く持続するのも特徴の一つ。薬の効果がどれだけ続くかは、「半減期」という専門用語であらわします。血液中の薬物濃度が半分になるまでの時間のことで、ドネペジルはこの半減期が70時間もあるため、飲む回数は1日1回ですむ。これならひとり暮らしのかたでも、飲み忘れは少ないでしょう。

ちなみに、半減期が70時間といっても、薬の血中濃度が徐々に減るにしたがい効果も減っていくわけですから、70時間ごとに飲めばいいということではありません。効果が長く続く薬は、飲んでから効き目が出はじめるのもゆっくりなので、有効な血中濃度を維持するためには、1日1回のサイクルでちょうどいいのです。

非陽性AD群は無口になる傾向もありますが、アリセプトが効いた人は、言葉数がふえて活発にしゃべるようにもなります。そうすると、ご家族からは「覇気が出てきました」という言葉が聞かれ、ご本人は「頭がスッキリしました」とおっしゃることが多いですね。「先生、この薬を飲んだら、なんだか頭がスッキリしたようです。いろんなことをやってみようかと思うようにもなりました」といったぐあいに。

服用後1カ月で「頭がスッキリしました」という言葉が出るようなら、この薬との相性がいいということです。そういうかたは、半年後のMMSEテストで点数が落ちないどころか、逆に2、3点アップすることもありますよ。

◉心配性にはレミニール

ガランタミン（商品名レミニール）が向いているのは、うつ気味で心配性の傾向がある人。

これは半減期が5〜7時間と比較的短い薬です。半減期が短いということは夜間に効き目がだんだん弱くなるということで、脳が活性化されすぎて不眠になる心配は少ないでしょう。朝晩2回の服用が必要となり、ご本人だけでは飲み忘れるかもしれませんから、どちらかといえば薬を管理してくれるご家族がいるかたにおすすめです。

覇気の出方はアリセプトよりもマイルドですが、いろいろな神経ホルモンに作用する特性があって、異常行動や不安を軽減してくれます。総合的にバランス良く認知症の悪化を防ぐという感じですね。もともと、うつ気味の心配性だった人には、この薬が合っていると思います。たとえば、ささいなことが心配になってしょうがなく、何度も同じことを聞いてくるような人です。

実際にこんなことがありました。

心配性気味だったかたがレミニールの服用によって落ち着いてきたんですね。そこで、もう少し意欲を高めてもらおうと思ったのと、薬の飲み忘れが多かったので、1日1回服用のアリセプトに替えてみたんです。そしたら途端に心配性が復活してしまった。ご家族が家をあけるたびに、いろんなことが気になって何度も何度も電話してくるというんですよ。レミニールに戻したら、すぐおさまって明るい表情も取り戻してくれました。今でもたまに飲み忘れるようですが、相性のいい薬はそれでも効果がある。認知症の治療は、まさしくオーダーメイドなんだなと実感したケースでした。

また、レミニールは長年服用を続けても治療効果が落ちにくいという研究もありますので、若年性アルツハイマー病の方にも適しています。

◉飲まずに貼るイクセロン、リバスタッチ

リバスチグミン（商品名イクセロン、リバスタッチ）は貼り薬。薬の成分が皮膚から吸収され、脳に届くユニークな薬です。

効きかたはアリセプトと似ていますが、飲み薬との最大の違いは、胃腸を使わないので食欲不振や下痢などの副作用が少ないこと。薬の血中濃度のアップダウンがゆるやかなため、効き目が平均しているのも利点ですね。ただし、皮膚の弱い乾燥肌のかたなどは、かぶれてしまうおそれもあり、注意が必要です。

貼るのは1日1回1枚です。ただし、前日のパッチ剤をはがし、新しいものを前と違う場所に貼らなければならないなど、ちょっとしたコツが必要なので、**薬を管理して貼ってくれる家族のいるかたが対象**になります。

コリンエステラーゼ阻害薬は三つとも覇気の出る薬ですが、時に元気になりすぎ、

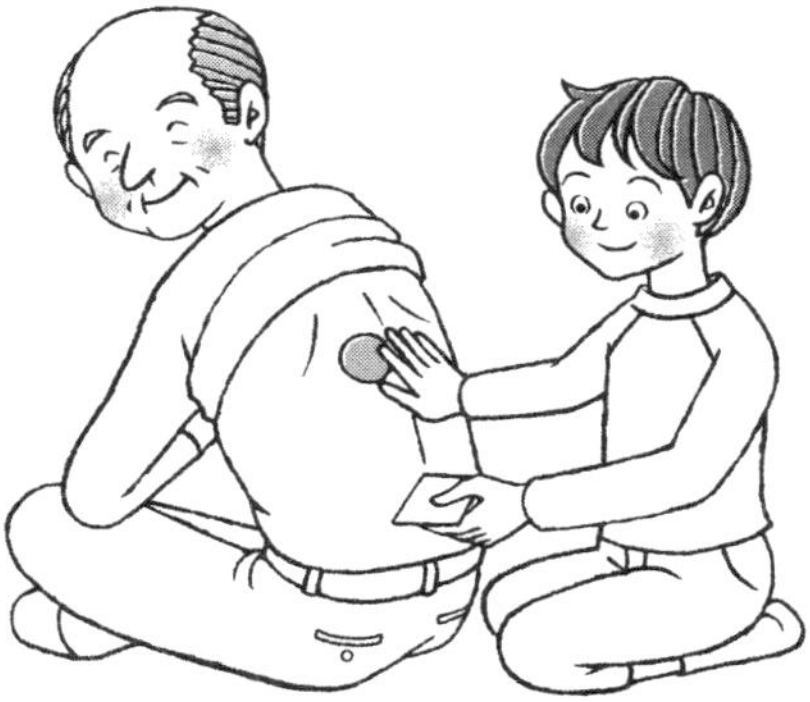

イライラを引き起こしてしまうこともあります。しかし、そんな時でも、この貼り薬は様子をみてはがすことで、過剰になったテンションを下げるという調節が可能です。もし不眠につながったとしても、昼間だけ貼って寝る前にはがせばいい。飲み薬だと、いったん飲みこんだ薬を取り出すことはできませんよね。

さらに、**パッチ剤には日常生活の動作を維持する効果もあります。**そもそもアルツハイマー病の高齢者は、脳梗塞などを合併している人が多いんです。少し前に、コリンエステラーゼという悪い酵素のお話をしましたが、じつはこの悪者、アセチルコリンエステラーゼとブチリルコリンエステラーゼという兄弟でした。そして、脳梗塞になるとブチリルコリンエステラーゼが増えます。先の二つの飲み薬が効くのはアセチルコリンエステラーゼにだけですが、パッチ剤はブチリルコリンエステラーゼのほうもやっつけてくれる。それが日常生活動作の維持につながると考えられています。

病院に杖をついて来ていた人でも、パッチ剤を使うとシャキッとして、歩行が容易になったりします。杖をつくほどではなかったかたも、歩きかたが速くなったり。ご家族からは、アリセプトと同じく「覇気が出てきた」という声がよく聞かれます。

ひとくちにコリンエステラーゼ阻害薬といっても、このように効く仕組みが微妙に異なるので、それぞれに相性のよい人も悪い人もいるのです。

◉気持ちをしずめるメマリー

以上、意欲を高める三つの薬に対し、逆に**気持ちをおだやかにするのがＮＭＤＡ受**

容体拮抗薬のメマンチン（商品名メマリー）です。

高ぶった気持ちをしずめて考えをまとめやすくし、物忘れの進行を抑える薬です。夜、眠れずに徘徊するような人には、いちばん相性がいいと思います。私が実際に診たケースでは、調布のお宅から八王子まで20キロ以上を自転車で行ってしまったりして、警察に何度も保護されたかたがいましたが、この薬を飲むことですっかり落ち着き、ご家族の心配もなくなりました。

メマリーの大きな特徴は、会話の理解度が高まること。たとえば「よく眠れてますか？」と訊くとします。薬を出す前は、質問してからしばらく間をおいて「……眠れてます」という返事だった人が、薬が効いてくると、質問が終わらないうちから「眠れますけど、途中で目がさめます」と即答される。言葉の途中で質問の意図を予測し、さらに「途中で目がさめます」と一言付け加えるようにまでなるんです。会話のレスポンスが速くなってクオリティも上がる。こうした会話だけで、薬が効いていることがわかります。そのようなかたは、ＭＭＳＥテストでも点数が上がっている場合が多いです。

半減期は50～75時間と長いので、飲むのは1日1回ですみます。また、コリンエステラーゼ阻害薬の副作用として想定される胃腸トラブルは、この薬にはありません。ただし、人によって適正な量が違う場合があり、通常の半量が最適というかたもいらっしゃるので、めまい、ふらつきが出る場合は医師に相談してください。

◉併用療法という手もあり

以上、意欲が低下気味のかたにはコリンエステラーゼ阻害薬を、怒りっぽかったり問題行動の目立つかたにはＮＭＤＡ受容体拮抗薬を、というのがアルツハイマー病に対する投薬の基本ですが、それらの併用療法も効果的だと私は感じています。２種類の薬はそれぞれ作用ポイントが違うので、１カ所より２カ所をケアしたほうが、より厚いディフェンスになる道理ですね。

さらに、私のクリニックの臨床データによると、ＮＭＤＡ受容体拮抗薬のメマリーは、怒りっぽいタイプの人をしずめるだけでなく、穏やかなタイプの人の能力を維持する効果も認められます。

そうした効果の可能性を頭に入れ、その人の性格や症状に合わせて薬を組み合わせれば、よりよい治療が期待される。やっぱりオーダーメイドなんですよ。

◉通院サイクルはどうなるの？

さて、診断によって薬が出ました。それから後は、どんな感じで通院することになるのか？　先生によってスタイルは違うと思いますので、ここでは私のクリニックを例にご説明しましょう。

最初は、薬によって違いますが、2〜4週間おきに2、3回通っていただきます。まずは薬が安全に飲めているかどうかをみる時期ですね。基本的にどの薬も、少ない〝お試し量〟からはじめ、そのかたに合うことを見きわめたうえで、適切な量に増やしていくことになります。副作用が出ていないか、へんに怒りっぽくなっていないか、そうしたことがないと確認できたら、そこからさきはだいたい月1回の通院で様子をみていきます。

3、4カ月目以降は、たとえば介護サービスに通うように指導するなど、生活環境を整えていく時期になります。家庭での声の掛けかたをアドバイスするのもその一つ。ご家族としては物忘れがとても気になるものですが、そこをあんまりつつくと、本人は自信を失ってへこんでしまいます。そうすると、その人の持っている実力を発揮できなくなる。それよりは、自信を持って、いろいろやってみようかと思えるほうがいいじゃないですか。だから、「物忘れや奇異な言動があっても、目くじらを立てないで」と助言するようにしています。むしろ「こういうことができるからいいね」と、ほめるアプローチでお願いしますと。

生活環境を整えるには、本人と家族と医師という三角形の連携が必要です。そこにケアマネージャーさんなどが加わってくると、四角形、五角形の連携になるでしょう。そうしたネットワークで意思疎通をはかってやっていけば、治療はきっとうまくいくはずです。

そして、**6カ月目で一度、薬の効果を判定**します。MMSEテストをして、最初の頃の点数と比べてみるんですね。さきほど言ったように、薬を使わなければ1年で3点下がると言われていますので、半年だったら1・5点。そこを目安にして、症状が抑えられているかを確認するのです。1・5点どころか3点も下がっていたら、今の薬は残念ながらその人には効果が不十分なので、薬を見直す必要があると思います。

このタイプにはこの薬が合うはずだという方程式で処方しているのですが、必ずしも方程式どおりにいかない場合もあるんですよ。ひとりひとり、違う人間なのですから当然です。狙いどおりになっていなかったら、見立てを変えて、別の薬に切り替えなければいけません。

半年たってうまくいっていたら、基本的にその薬で大丈夫。そこから後は症状を診ながら、同じ薬で押していく場合もあれば、別の薬との併用療法にしていく場合もあります。そのへんはケースバイケースになりますね。

「はじめに」でご紹介した80代の女性のかたも、通院をいやがっている時から薬の分量を増やしたら、多分怒りっぽくなっただけでしょう。でも、ほどよく丸くなった時に、意欲の出る薬をふやしてあげたことで、うまくいったんだろうなと思っています。

薬は出したらおしまいではなく、その時のその人の様子に合わせて量や種類を調整していく。薬だけでもいろんな工夫ができるんです。

いずれにしろ、**半年後によい判定が出るようだったら、これからは通院を月1回から6週間に延ばしましょうとお話しします。**とてもうまくいっているかたには、「よかったですね。2カ月ごとの通院に〝昇格〟しました」なんて言うこともありますよ。そうすると「うまくいってるから、ごほうびですね」と喜んでいただけます。

ちなみに私のクリニックには、ケアマネージャーさんの紹介で、けっこう遠くから来院されるかたもいます。ご家族の車で一緒に来られる人はいいんですが、なかには老夫婦おふたりだけで、毎回大変だろうなと思われる場合もあります。そうしたかたには、「この薬でうまくいっていますから、もともとのかかりつけの先生に同じ薬を出してもらえるか、きいてもらえますか？」とご提案することも。それで向こうの先生の了承を得られたら、一筆書いて今後診てもらえるようお願いする。そんなアレンジもしています。

◉若年性アルツハイマー病について

この章の最後に若年性アルツハイマー病についても、ふれておきましょう。

65歳未満で発症すると、若年性アルツハイマー病ということになります。患者さんの数は圧倒的に少なく、私が今まで多くのアルツハイマー型認知症を診てきたなかで、若年性のかたは5％ほどといったところです。一般的なアルツハイマー病と違い、遺伝性が強いのが特徴で、お父さんが若い頃から物忘れをする人だったというような例がほとんどです。

薬の使いかたはこれまでの説明と基本的に一緒です。

ただし、70代や80代で発症する人に比べると病気の勢いが強いので、なかなか効果が期待しづらい傾向はあります。それでもやはり、早めの投薬がベストであることは変わりません。若年性アルツハイマー病にはレミニールが適していると言いましたが、私の経験からいうと、メマリーとの併用療法も効果的な場合があります。

たしかに大変な病気ですが、あきらめてはいけません。

これは、私の患者さんで60代前半にアルツハイマー病を発症したかたの話です。

若年性アルツハイマー病ということでご家族が不安を感じ、ある先生の講演会に行ったそうです。そこで、「若年性の場合は進行が早いので、5年から6年で寝たきりになって亡くなります」と聞き、ますます不安になってしまったらしいのです。

でもその患者さんは、私が診るようになってからもう1年になるのに、ひとりで卓球に出かけて楽しまれたり、社会生活が維持できている。ごく初期の段階で受診して治療を開始したことが、良好な経過につながったと思われます。

心配されるご家族のかたに、私はこんなふうにお答えしました。

「若年性認知症であっても、その人に合った薬を飲んでいれば、坂道を転げ落ちるように進行することはないと思いますよ。何か問題が出てきたら、そのつど私が責任を持って一緒に考えますから大丈夫です」

そうしたら、ご家族もひと安心され、今の言葉を支えに頑張りますと、言ってくださいました。

第6章

息抜き介護のススメ

◉介護サービスを上手に活用しよう

認知症はある意味、ご本人以上に、介護するご家族の問題でもあります。

日本人はまじめなかたが多いので、介護するとなると自分ひとりで何もかも背負ってしまい、生活のすべてを介護に捧げてしまうようなケースも少なくありません。しかし、介護があまりに大変で自分も疲れ果ててしまっては、元も子もないでしょう。

そこで、私がみなさんにおすすめしたいのが「息抜き介護」。

必要な介護をサボる「手抜き」はいけませんが、**まかせられるところは他の人にまかせ、上手に「息抜き」することは、介護を続けていくうえでとても大事です。**それが結局は、認知症のかたのためにもなるのです。

ここでは「息抜き介護」のコツを、いくつかお話ししたいと思います。まずは、介護サービスからいきましょう。

介護サービスは、介護保険法にもとづいて市区町村が運営するものです。保険料を納めている40歳以上の人が支援や介護の必要な病気になり、かかりつけ医と認定調査員の書類をもとに「要支援」や「要介護」と認められると、さまざまなサービスを受けることができます。

「要支援」には1と2、「要介護」は1から5までの段階があって、最も軽度と判定されれば「要支援1」に、逆に最も重度と判定されれば「要介護5」となります。この段階によって受けられるサービスの幅が違ってきます。

介護認定を受けると、ケアマネージャーがサポートしてくれます。ケアマネージャーは地域のデイサービス（昼間の活動）やショートステイ（宿泊）に精通しているので、介護全般のよきアドバイザーとなるはずです。

デイサービスやショートステイを利用することは、認知症のかたに限らず、高齢者にとって大きなメリットがあるのです。

メリットの一つ目は、**生活のリズムが整う**ということ。デイサービスに行く日は、しかるべき時間に起床し、迎えの車が来るまでに準備しますよね。毎日が日曜日のよ

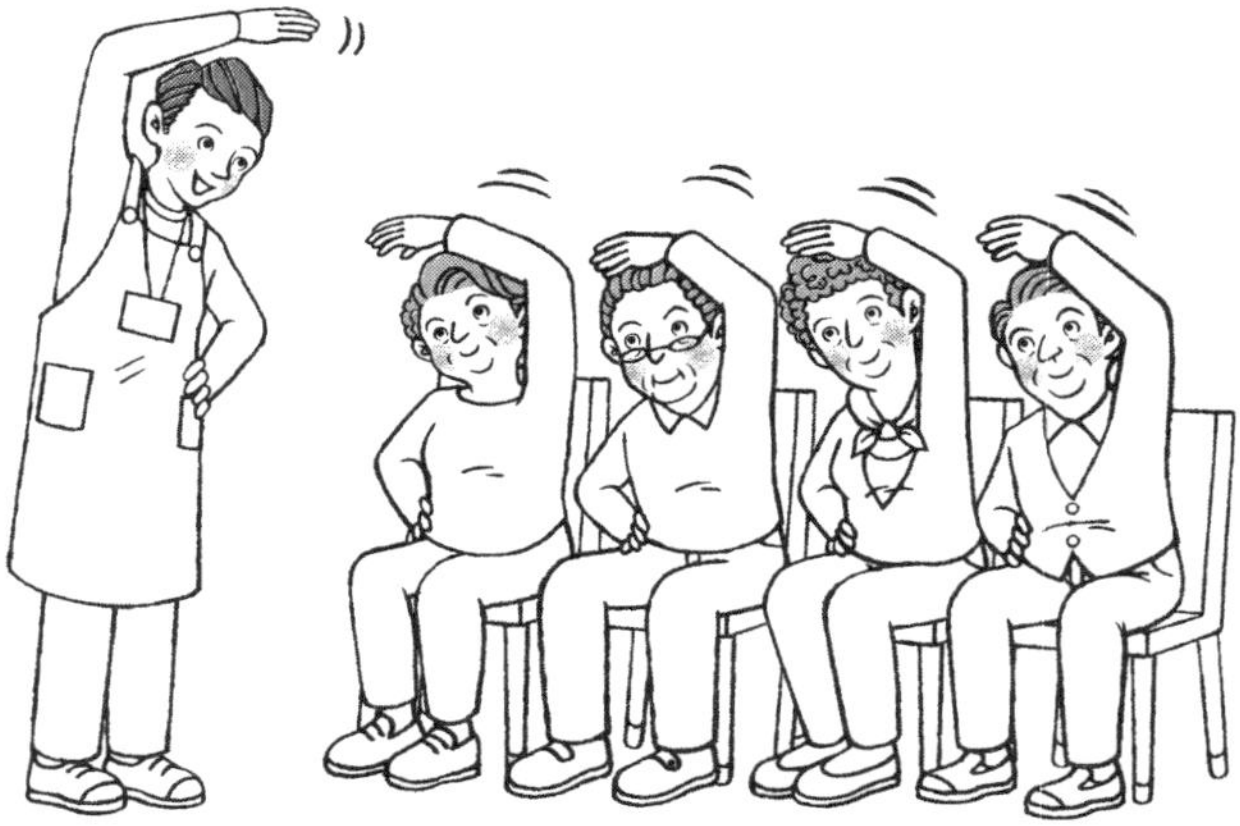

うな生活では、起きる時間もまちまちで、寝る時間も狂いがち。最悪の場合には昼夜逆転してしまうこともあります。

メリットの二つ目は、**とてもいい脳の運動になる**こと。デイサービスで家族以外の人と話をするだけでも、ずいぶん違います。いつも一緒にいる家族と会話をするときには、特別な注意を払ったりしませんよね。でも他人と話すとなると、相手の気を悪くしないように言葉を選んだり、どのような反応をするか観察したりするので、脳が活発に働くのです。

メリットはそれだけではありません。**体力の低下もカバーできます。**誰しも高齢になるにつれ足が衰えていく傾向があり、転倒による骨折や頭部打撲などのアクシデントが起きやすいもの。体力維持のための体操をするにしても、自宅ではなかなか難しいと思います。デイサービスに行けば、みんなと一緒に体を動かす場面が増えるでしょう。気がついたら足の筋力もアップして、しっかり歩けるようになったりもするんです。さらに、昼間しっかり運動すれば、夜の不眠解消にもつながります。

計算ドリルだって、みんなと一緒なら楽しくできますよね。まわりのみんながやっていたら、自分もやらなきゃと、そこは日本人のまじめさがよいほうに作用する。お風呂もそうです。特にアルツハイマー型認知症のかたは、入浴を面倒に思いがちです。でもみんなと一緒なら自然に入れる。清潔が保たれて、膀胱炎や皮膚炎といった感染症も防げます。

そんなわけで、デイサービスやショートステイは脳にも体にもいい。行くだけで、たくさんのメリットがある場所なんです。家族の人が素人的な判断で、「これやりなさい」なんて、あれこれ押し付けるよりも、よっぽどいいと思いますよ。

◉家族の休息が、よい介護につながる

「デイサービスに行く前はいやそうにしてたのに、帰って来るとすごく生き生きして表情もいいんです。こちらも、ああよかったなと安心するんですけど、次の日になるとその楽しかったことを忘れてしまい、また行くのをいやがって。でも帰って来るとやっぱり元気になってるんですよね」

そんなご家族の声をよく聞きます。

介護サービスに出かけると元気になるのは、一つには緊張するからですね。場合によっては、血圧も病院で計るより高くなるみたいです。一見、悪いことのようですが、それだけ刺激を受けているわけです。人間は適度な緊張が大事だと私は思います。**今日も明日も日曜日みたいな変化のない毎日より、ちょっと血圧が上がるかもしれないけど、時にはシャキッとするようなメリハリが大事。**デイサービスやショートステイ

は、そういう意味で〝よい刺激〟が入ってくるところなんです。

「どういう生活をすれば、認知症の予防になりますか?」ときかれたら、「よい刺激を頭と体にたくさん加えることですよ」と、いつもこたえます。それが自然にできるところがデイサービスやショートステイなんです。家族が別に工夫しなくても、そこに行けばおしゃべりしたり体操したり、普段にはない緊張感が持てます。

認知症を予防したり、進行を最小限に抑えるためには、**なるべく家の外に出て、頭と体を刺激することが何よりのクスリ**といえます。

まじめで責任感の強いご家族のなかには、「介護サービスに行かせるのは自分たちが楽するためみたいで、罪悪感を覚えてしまう」とおっしゃるかたもいる。しかし、それは違うと思います。

介護サービスは、あくまで本人の健康維持が最大の目的。とはいえ、サービスを利用することで家族に休息が生まれ、ほっと一息つけることは、これもまた大きなメリットです。要介護のかたに貼り付きっぱなしでは、どんな人もメンタル・バッテリーを消費してしまいます。外に送り出した間に気分転換をしてエネルギーを充電することで、高齢者ご本人が自宅に戻った時、気持ちの余裕をもって迎えられるようになる。結果として、**家族の休息が介護環境をよりよく整えることにつながる**わけです。

介護サービスは、ぜひとも積極的に利用されるほうがいいと思います。

◉介護保険の申請で失敗しないために

介護保険で「要支援」「要介護」などの段階を決めるにあたっては、医師が作成する主治医意見書と、認定調査員が作成する認定調査書の二つが重要な判断材料となります。

しかし、じつをいうと、認定調査員の経歴にはかなりのバラつきがあるのです。医師や看護師、ソーシャルワーカーといった病院関連の勤務歴があれば安心できるのですが、なかには介護支援専門員の資格を取っただけで、医療や福祉に精通していないかたもいらっしゃる。私のこれまでの経験では、そうした調査員による書類が原因で、

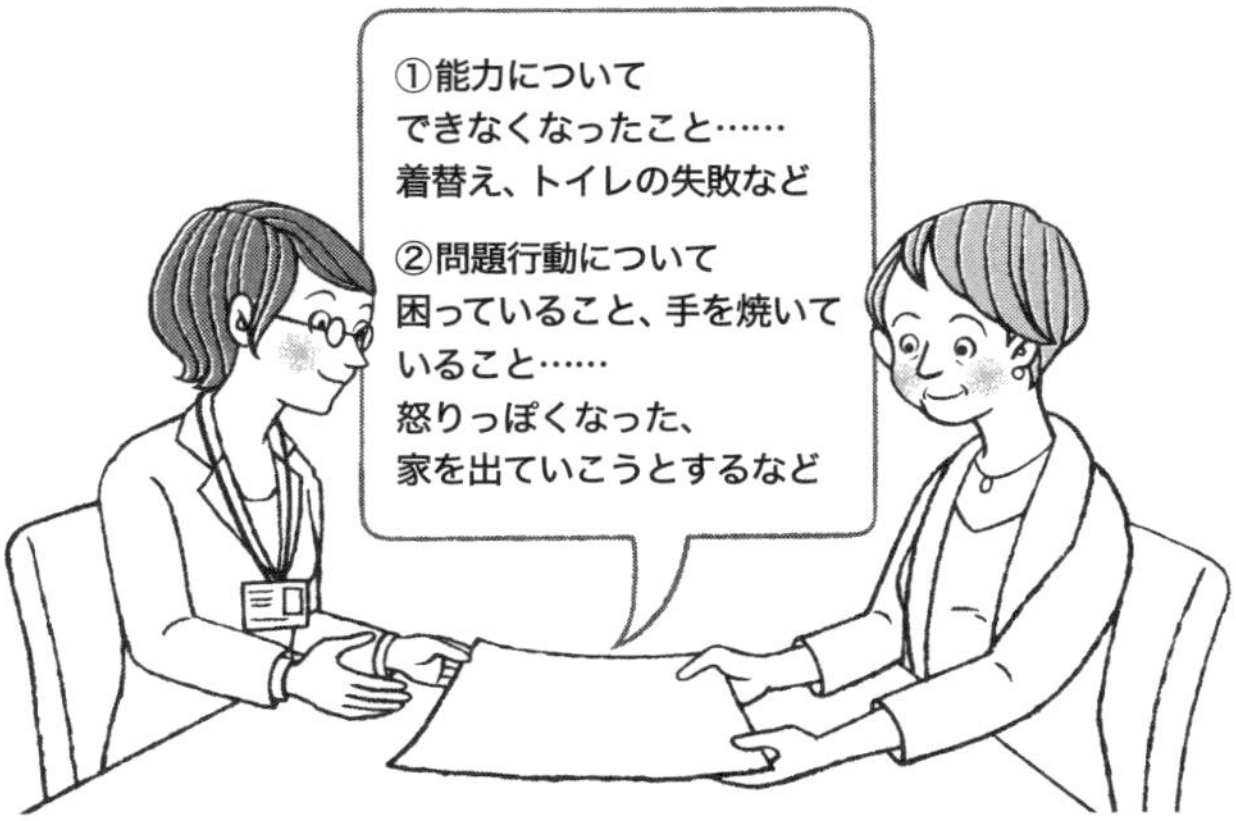
①能力について
できなくなったこと……
着替え、トイレの失敗など
②問題行動について
困っていること、手を焼いて
いること……
怒りっぽくなった、
家を出ていこうとするなど

介護度が適正に認定されなかったと思われる事例がいくつかありました。人間がすることですから、ある程度の誤りはやむをえないと思いますが、再認定を受けるには余計な労力と時間を消費しますし、必要なサービスの開始が遅れてしまうのは困ります。

そうならないよう、介護認定を受ける際に私がおすすめしたい方法があります。**そのかたの症状を、あらかじめ箇条書きにして認定調査員に伝える方法**です。上の絵のように全体を大きく二つに分け、前半には能力に関するトラブルを書き出しましょう。たとえば、電子レンジで料理を温められなくなった、ゴミの分別ができなくなったなど、日常生活で今まで普通にしていたのに、できなくなったことを箇条書きにします。

後半では、周りの人が困っている問題行動を書いてください。次に詳しくふれる「物盗られ妄想」や「帰宅願望」、あるいは理由もなく怒りだしたり、薬を飲んでもらおうとしても抵抗して拒否する、などといった言動ですね。

口で伝えるだけでは、慣れない調査員が自分の印象で症状を軽めに受け止めるおそれがあります。問題点をわかりやすく整理して箇条書きにしておけば、必要な情報の伝え忘れも防げるでしょう。

介護認定を申請する際には、箇条書きにした情報を調査員に渡し、資料作成の参考にしてもらうことをおすすめします。

◉説得は、百害あって一利なし

認知症の問題行動として比較的よく知られているのは、**「物盗られ妄想」と「帰宅**

願望」ではないでしょうか。持ち物や金銭を盗られたと思いこんで強く訴えたり、自宅を違う場所と勘違いして自分の家に帰ると言いはったりする状態ですね。

もしあなたのご家族がそんなことを言いはじめたら、どのように対応されますか？誰も物を盗ったりしていないことを説明し、丁寧なかたであれば財布や預金通帳など証拠を見せて、なんとか思い違いを正そうとするのでは？　あるいは、ここが自宅であることを、表札を見せたり、前に撮った写真を示したりして、説得しようとするのではないでしょうか。

普通なら、ごく当然の対応といえます。ところが認知症のかたの場合、説得は「百害あって一利なし」なのです。

物盗られ妄想や帰宅願望を訴えている時のご本人は、混乱して、いわば「とっちらかった」状態にあるわけです。そんな人に理詰めで説明しても、なるほど自分が間違っていたと反省することは、まず期待できません。それどころか逆に、なぜ自分の主張を認めてくれないのか、この人は信用できないぞ、という新たな誤解を生むこともしばしばです。あげくの果てには、盗ったのはお前だろうと、妄想の標的にされてしまう。そうなると、自分では一生懸命お世話しているつもりなのに、なんと理不尽なことかと、介護に嫌気がさしかねません。

そうならないための秘訣は、いわば**傍観者のようなスタンスをとる**こと。不謹慎と思われるかもしれませんが、認知症になるとこんなことを言いはじめるのかと、興味深く観察するくらいの気持ちで接したほうがいいでしょう。その上で、**訴えていることは基本的には否定せず、うまく受け流して問題を先送りにすることが大事**です。

物忘れがいくら進んでも、馬鹿にされたとか否定されたといった負の感情は、その人のなかに残りがちです。不快な出来事や感情のしこりは、普通の記憶の回路と違う仕組みで、深く脳に刻み込まれてしまうのかもしれません。

ですから、相手が混乱している時には当たらず触らず、感情のしこりを残さないようにして、嵐が過ぎるのを待ちましょう。対応の工夫だけでやり過ごせない場合には、**病院で頓服の安定剤を処方してもらうことも、一つの方法**です。

いざという時のための頓服薬ですが、ふらつきなど副作用の可能性もあるので、使わずに済めばそれにこしたことはないでしょう。しかし私は、認知症のかたに「お守り」として頓服薬を処方することがあります。なぜかというと、ご本人が混乱した時、なにも打つ手がないとご家族が不安になり、傍観者的な観察どころではなくなってしまうからです。いつ過ぎ去るかわからない嵐に、雨具もないままさらされるようなものです。頓服薬という奥の手があれば、今日の混乱は自然に収まるパターンか、あるいは薬を飲まないと収まらないパターンか、見きわめて対応すればいいということで、気持ちの余裕が生まれます。本人のための頓服薬が、じつは家族の心の安定剤としても働き、よい対応ができるもとになるというわけです。

◉「味方だよ」とエールを送ろう

物盗られ妄想を訴えるご本人は、混乱していますので、目の前にいる人が敵か味方かというおおざっぱな判断しかできません。その判断の根拠は、相手がどんな顔で自分にアプローチしているか。不思議なことに、**いくら混乱してもすべての能力を失う**

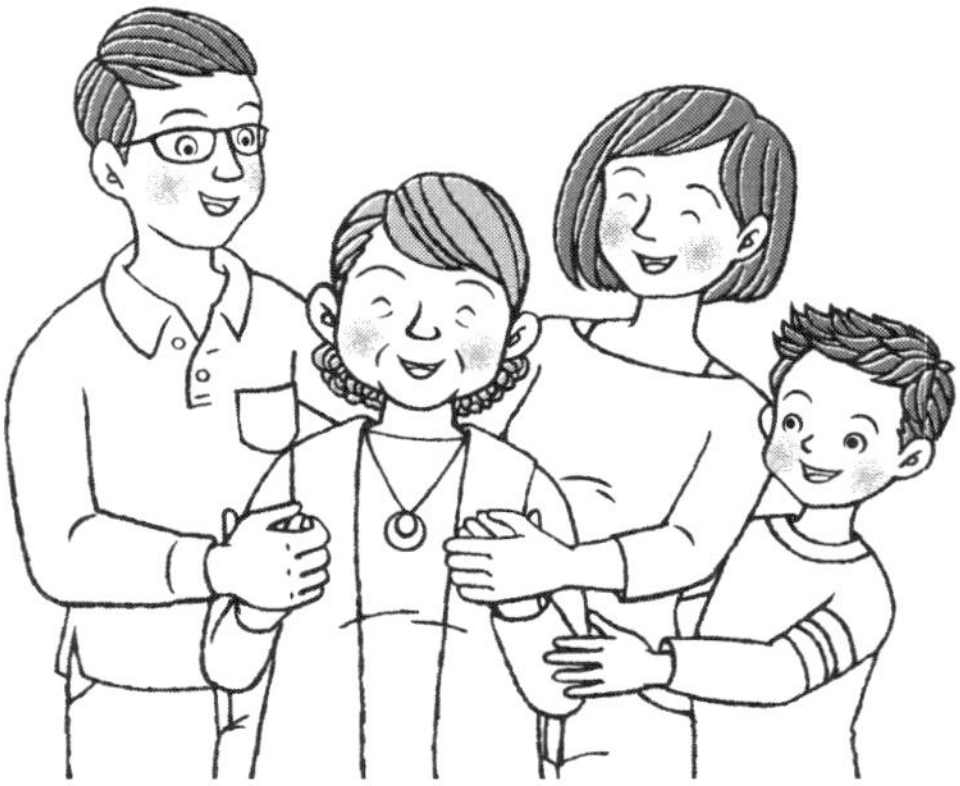

ことはなく、相手の表情で自分を認めてくれているかどうかは認識できるんですね。
そんな時、なんとかわかってもらおうと一生懸命に説得すればするほど、怖い顔になって、敵と思われてしまいます。ここは**役者になりきり、ほほえみながら接する**ことです。「財布が見つからないの？　じゃあ一緒に探しましょう」と、しばらく手伝うふりをしてあげる。そうすると、この人は自分の味方だと信用してもらえて、訴えも自然におさまっていくはずです。
帰宅願望のケースでも、基本的なスタンスは同じです。「ここがあなたの家なんですよ」と説得するのではなく、「わかりました。では一緒に家に帰りましょう」と、話を合わせてあげることがポイントです。そしてたとえば、いったん外に出て近所をぐるりと一回りする。玄関先まで戻ったら、「ああよかった。家に戻れましたね！」と笑顔で話しかけながら、なかに入るようにうながしましょう。まじめすぎる対応よりも、ユーモアと心の余裕をもって接したほうが、実際うまくいくのです。

大事なのは「味方だよ」とエールを送ること。

コツは簡単、まずは笑ってみてください。大変な時に難しいですか？　そこは悟りの境地で。とはいえ、たまにはつい説得してしまっても大丈夫ですよ。仏様じゃなく、人間ですからね。

●問題は先送りすべし

探し物を手伝ったり、近所を一緒にまわったりしても、まだ訴えが続く場合もあります。そんな時におすすめしたいのが「問題先送り作戦」です。

いつまでも探し物が見つからないと訴え続けるようなら、「今日は見つからないから、また明日探しましょう」と、うまく先送りにする。この作戦は帰宅願望のかたには特に有効です。「もう今日は遅いので泊っていってください、明日家に帰る車を手配しておいたので大丈夫ですよ」と言ってあげればいいでしょう。

大事なのは、**今は希望通りにできないけれど、気持ちはよくわかったので、この後については心配いりませんと伝えること。**不安な気持ちをなくし、とりあえず今は慌てることを急ぐことはない、そう思えるような言葉をかけてみてください。

この作戦が成功しやすいのは、ご本人に物忘れがあるからです。翌日になって、昨日の探し物の続きを頼むとか、手配してくれた車はどうなったかなどと言うことはまずありません。そのくらい前の日の出来事を覚えているようであれば、そもそもこんな問題は起きないわけですから。

◉団体行動が苦手でも……

毎日をどのように過ごすかで、認知症の経過も変わってきます。薬を服用するのと同じくらい、いや、もしかするともっと重要なことかもしれません。

日常生活で大切なのは、やはり頭と体を刺激すること。たとえば、おしゃべりとお出かけですね。

気心の知れた家族と話すだけではなく、なるべく外に出て、いろんな人と会話する。これがいい頭の刺激になるのです。散歩をしたり、体を動かすこともいいことずくめです。特に動脈硬化による無症候性脳梗塞（いわゆる隠れ脳梗塞）のかたなどは、体を動かせば動かすほど脳の血液の循環がよくなるので、運動をした日としない日では体調が大きく異なります。体を動かした日は頭もはっきりしているのに、動かなかった日はうとうと眠りこんでしまうというくらい、差が出ることも見受けられます。

そうした頭と体の刺激に、デイサービスやショートステイが効果的であることは、もうお話ししましたね。しかし、人によっては性格的に団体行動が苦手だったりして、

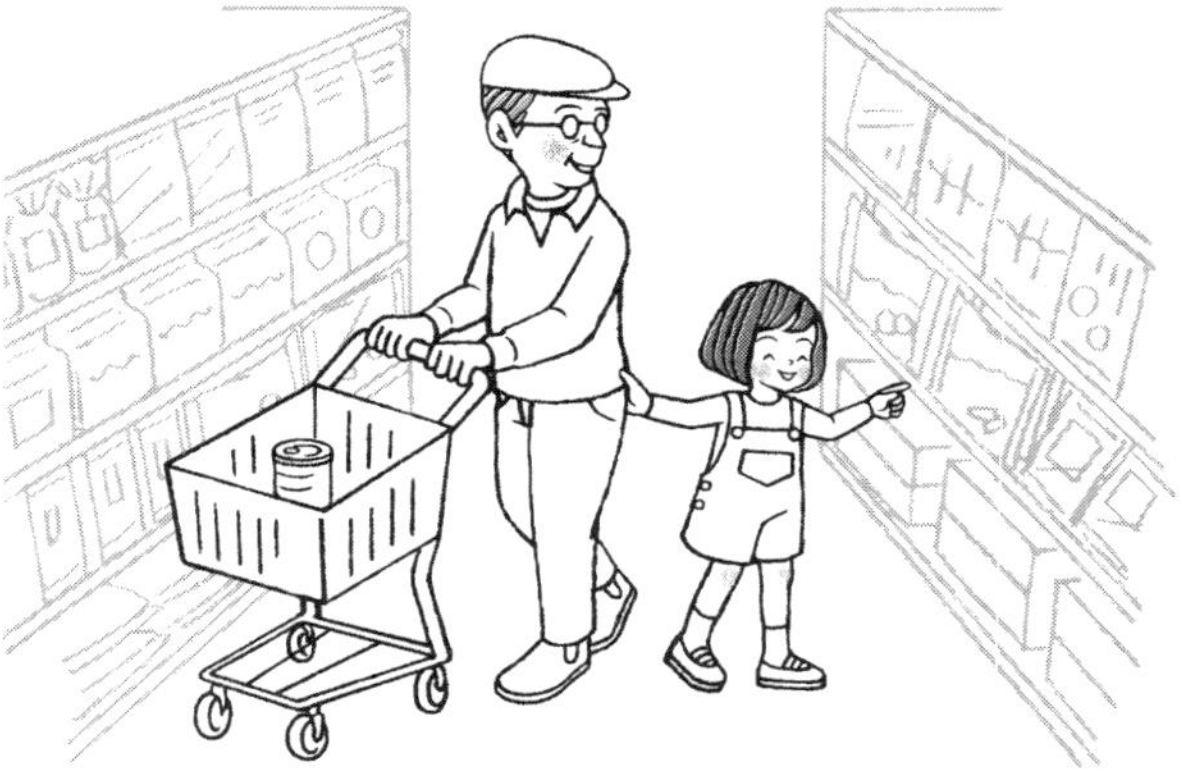

介護サービスに参加するのが難しい場合もあるでしょう。そんなかたでも、たとえば**幼稚園に通うくらいのお孫さんがいらしたら、介護サービスに近い効果を得ることができます。**そのくらいの年齢だと、時間を忘れておしゃべりしてくれますし、かわいい盛りですので会話も楽しくはずみます。対等の遊び相手として、一緒に大きな声で歌ったり、お遊戯会のダンスをおさらいしたり。お孫さんはリハビリの最高のパートナーです。

スーパーへ買い物に行くのもおすすめです。いろいろな食材などを見ているうちに、気がついたら30分くらい歩いていたりするでしょう。道路のように段差や傾きもなく、平らで歩きやすい材質の床ですから、転倒のリスクも少なくて、いい運動になります。たくさんの食材を見比べながら、この刺身はおいしそうだけど値段が高いなとか、コストパフォーマンスを検討しながら品定めをするのも、脳にとっていい刺激です。店員さんとおしゃべりするようになれば、よりポイントが高いですね。

ちなみに、厚生労働省が関係府省庁と共同して策定した「認知症施策推進5か年計画（オレンジプラン）」というのがあって、平成25年度から29年度までの計画なのですが、そこには「認知症カフェ」の普及も盛り込まれています。認知症の人や家族はもちろん、地域住民や専門職など、誰もがそこに集い、語り合える場を増やしていこうというんですね。そうした場で、家族以外の人とおしゃべりをすることは、とてもいいことだと思います。

◉車の運転はどうする？

最近、高速道路を逆走するなど、高齢者による危険な自動車運転がニュースになっています。なかには大きな被害を出してしまうケースもあり、高齢化社会の進展と地方での公共交通の減少など足の便の悪化から、高齢者の運転がこれからますます問題になるでしょう。

私のクリニックでも、認知症のかたの運転について、ご家族から相談を受けることがしばしばです。

そういえば、実際にこんなこともありました。

ある日、診療していたら、突然ドーンという大きな音がした。なにごとかと驚いて外に出てみると、クリニックの壁に車の後部がぶつかっているではないですか。建物の前が駐車場になっているので、バックで停めようとして失敗したんですね。運転席からは、男性のお年寄りが出てきました。「大丈夫ですか、ケガはないですか?」と声をかけたら、「大丈夫、いつものことですから」なんて、あっけらかんとしているんです。一緒に来られた奥様がおっしゃるには、「今日は夫の物忘れが心配でまいりました。車もあちこちぶつけるのに、本人は全然気にしないのです」と。この時の男性は、アルツハイマー型認知症と診断されましたが、認知症は概して自覚症状に乏しく、自分の危険な運転に無頓着になる傾向が見受けられるんですね。

そうしたかたに最初から運転を注意すると来院しなくなるおそれがあるので、まずは診察を重ねて信頼関係を築き上げなければなりません。そうして頃合いをみて、そろそろ車の運転も卒業したほうがいいと思いますよと、アドバイスを送ります。危険なので運転はやめてほしいと**家族がいくら言おうと聞き入れない人でも、医師からいわゆるドクターストップがかかると、納得しやすい**ようです。

ただ、認知症も初期の段階なら、問題なく運転できることもあります。やはり私の患者さんだった元タクシードライバーの男性は、物忘れはあるものの車は安全運転で、同乗のご家族もまったく危険を感じないとのことでした。高齢者のご夫婦なので、重たい買い物をした時など、車があってとても助かるというのです。

そんな場合は私も頭ごなしに運転をやめるようにとは言えないので、慎重に経過を観察するようにしています。認知症のかたの運転の是非は、そのかたの能力と生活環境とを照らし合わせて検討すべきと考えます。

◉ケアマネージャーや「家族の会」から情報収集を

この本の読者のなかには、認知症の介護は初めてというかたも多いでしょう。わからないことだらけで、さぞ不安でいっぱいのことだろうと思います。医師から病状や治療についての説明はあっても、介護に関することはなかなか聞けないという声も耳にします。

特に大学病院などでは時間的な制約が大きいので、詳しい介護の相談までたどりつけないかもしれません。また、遠くの病院に通院している場合は、自分の住んでいる地域の介護サービスに関する情報もなかなか入ってこないでしょう。

そこでおすすめしたいのが、**地域の介護サービスに最も詳しいケアマネージャーを活用すること**です。

デイサービスは施設によって力を入れている分野が違います。小規模なところ、大人数を受け入れているところ、同じ施設であっても曜日によって利用するメンバーが変わるので、雰囲気も毎日同じではなかったりします。多くの利用者のお世話をすることで、そうした情報に精通しているケアマネージャーにアドバイスを受けない手はありません。

どのサービスや施設を選ぶかは、最終的には自分の目で見て、また体験参加してみて決めるのがいいと思います。でも、行き当たりばったりで探すよりも、そのかたと相性がよさそうな施設をケアマネージャーさんに紹介してもらったほうが絶対に効率がいい。介護に関するちょっとした疑問や相談も気軽に聞いてもらえるし、日常生活の不便なすき間を埋めてくれるような細やかな配慮もしてくれる。そんな心強い存在がケアマネージャーなんです。

また、介護をしていると、こういう時に他の家族はどんなふうに対応しているのか、どんな気持ちで過ごしているのかと、ふと知りたくなることもあるでしょう。

たとえば、民間団体の「認知症の人と家族の会」では、さまざまな活動の一環として、家族のつどいもおこなっています。そのような場で家族同士が話せれば、他の人も頑張っているんだなと励みになるでしょう。精神的に追い込まれそうになった時に、話を聞いてもらうだけで心が軽くなることもあれば、こんな工夫をすればうまくゆくと、当事者ならではのアドバイスを受けることもあるはずです。**ひとりで不安や悩みを抱え込んでしまうのではなく、他の人の体験や意見を参考にしながら、自分なりの介護の仕方を少しずつ積み上げていけばいい**と思います。

◉本人のための施設入所

ひとり暮らしで認知症の症状がでるようになった場合、施設入所も一つの選択肢として考えられます。

たとえばひとり暮らしのかたは、ヘルパーさんが来てくれていても、普段の食生活は好きなものにかたよりがちなもの。そうすると体調管理がうまくできず、認知症の症状も進んでしまったりします。

私が実際に診たひとり暮らしのかたで、施設に入ったら、すごく元気になったというケースがありました。そのかたの場合、ケアマネージャーさんが、もうヘルパーさんの助けだけでは生活が維持できないと判断され、施設入所を提案されました。私もたしかにそうですよねと同意して入所してもらうことになったのですが、その後しばらくして来院された時、びっくりしたんです。

これまではヘルパーさんの押す車椅子に乗っていた人が、待合室のソファーからひとりで歩いて来るではないですか。自宅にいた時は好き放題に食べて少し太っていたのが、施設で栄養の管理された食事をとるうちに、やせて身が軽くなり、歩けるようになったというんです。とても元気そうで肌の色艶もいい。運動量が上がると、脳の血液の循環もよくなるんですね。この人は施設に入ってよかったんだなと実感した時でした。

ケアマネージャーは、そのかたに関わっている時間が医師よりも長く、地元の各施設の特徴もよく知っています。ここはやはり**ケアマネージャーさんのお知恵を拝借して、その人に合った施設がどこか、検討してもらうのがよい**と思います。

◉最期をどうやって看取るか

いまの医療技術では、アルツハイマー型認知症の進行を抑えることはできても、元の状態に戻すことは残念ながらできません。アルツハイマー型にしろレビー小体型にしろ、それが直接の死因となることはありませんが、やがては誰しも最期の時を迎えます。

認知症は高齢者に多いので、やはり肺炎を筆頭とする感染症で亡くなられるかたが大半です。特に、食べ物を飲み込めないために起こる誤嚥性肺炎の割合が大きいですね。

口から食べられなくなったら、それをそのかたの寿命と考えて、もう延命のための処置をしないほうがいいというのが私の考えです。もちろん、本人や家族の意向も同じとは限りませんので、おしつけるつもりはないですが。

認知症に限らず、最期を看取るために大切なのは、本人もやれることをやったし、まわりもやるべき介護をやったと思えるようにしておくことです。といっても、特別なことをしろというわけではありません。これまでご紹介してきたコツやポイントをおさえながら、決してあきらめずに、そのかたの最大の味方になって応援を続けてあげればよいのです。

私のクリニックで認知症の治療を受け、内科の病気で他の病院に入院されたかたのご家族が、今後の介護の方針を決めかねて相談に来られることもあります。そんなかたには、私の親がそうなったらどうするかなというスタンスでのアドバイスを心がけています。また、認知症のご家族が亡くなって、わざわざ報告にみえるかたもいらっしゃいます。そうした時は、「よく介護を続けられましたね。ご本人も感謝されているはずですよ」と、ねぎらうようにしています。

それもまた、かかりつけ医として、私がなすべき役割だと思っています。

医師は病気を治すのが仕事であることは言うまでもありませんが、悔いのない最期を迎えるための手助けをすることも、欠かせない重要な任務なのです。

高齢診療科では、最善の医療をほどこしても結果につながらないことを、しばしば経験します。病気と戦っているのか、寿命と戦っているのか、わからなくなるような時もあります。そんな時には、なるべく苦痛の少ない医療行為を選択したうえで、できるだけ手を尽くし、それでも効果がない場合には、それ以上の治療は控える。たとえば、延命のためだけに、抜ける見込みのない管を全身に何本も入れるような治療は控えたほうがいい。

ご家族が、この病院で診てもらい、最期を迎えることができてよかったと思ってもらえるような環境をつくること。それは私が高齢診療を専門に学んできた医師として、経験から導きだした大切な信条です。

第7章

予防もあせらず

◉ブロッコリーかココナッツオイルか？

私があるテレビ番組で認知症についてお話しした翌日、受診にみえたかたにこんなことを言われました。

「先生、昨日テレビで認知症にブロッコリーがいいっておっしゃったでしょ。さっきスーパーに行ったら、野菜売り場の一番前に〈認知症の予防に〉って書いてブロッコリーを出してましたよ」

これには思わず苦笑いしてしまいました。認知症の予防や進行を抑える効果ありと言われるものの一つとして、たまたまブロッコリーをあげたまでで、もちろんブロッコリーだけ食べれば認知症にならないというわけではありません。

他にも、野菜や果物に含まれるビタミンE、魚、ココナッツオイル（ヤシ油）やチーズ、赤ワインなど、認知症に効果ありとされる食べ物はいくつもあります。食材だ

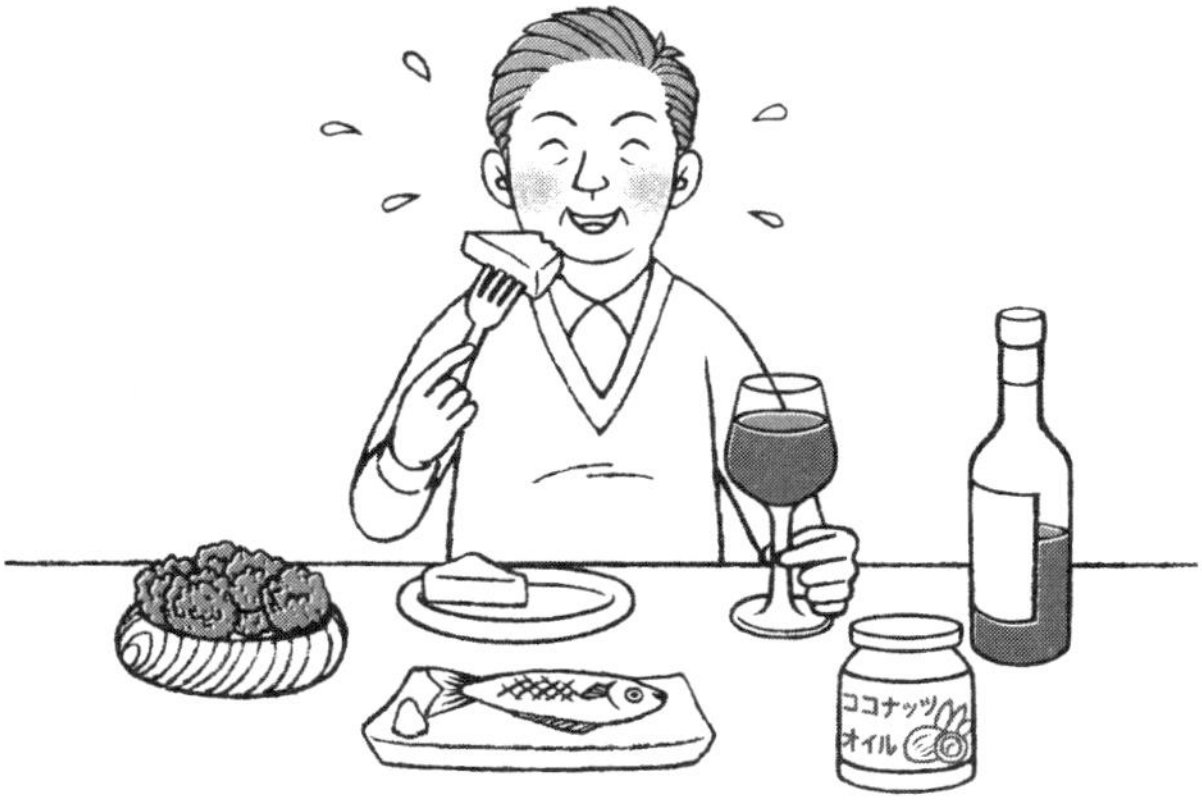

けでなく、地中海料理を食べている人は認知症になる割合が低いという報告もあったり。だからといって、いきなり「今日から我が家は地中海料理でいこう」というわけにはいきませんよね。

認知症には首から下の病気も関係しているということは、この本で何度も繰り返してきましたが、食事についての注意も、いわゆる成人病対策と一緒です。塩分や糖分、脂分などを取りすぎない、煙草は控えてアルコールも適度に抑える、といったことですね。

そもそもアルツハイマー病は、10年、20年かけて進んでいって発症する病気ですから、70歳くらいであわてて何かを食べても効果は期待できません。では50代からブロッコリーをたくさん食べるようにしたらいいかというと、そういうものでもない。体にいいと言われる食材をできるだけ取り入れるのはいいんですが、かたよった食事は逆効果です。

それでなくとも高齢者は、同じメニューになりがちでしょう。「これが私の健康の秘訣」と言って、決まったものしか食べない人もたまにいらっしゃいますが、むしろ弊害が大きかったりします。ワインも飲み過ぎればアルコール性肝障害になりかねませんし、ココナッツオイルやチーズを熱心にとり続けた結果、高コレステロール血症になってしまったら元も子もありません。ですから、なるべく違う食材、違うメニューをこころがけてください。

なにより大事なのは、情報に踊らされず、いろいろなものをバランスよく食べることなのです。

◉無理じいせずに、楽しめるやりかたで

残念ながら、これを食べればいい、これをすれば認知症にならない、という切り札はありません。ただ、運動は、やるとやらないでは絶対に差が出てきます。

散歩よりちょっと速足のウォーキング程度の運動を週3回することで、認知症になる確率が33パーセント下がるという研究があります。1回30分くらいでいいでしょう。

体を動かすことで脳の血液の循環もよくなるんですね。運動の中でも、とりわけダンスは、体と頭の両方を使うので特によいとされています。

また、この本の最初で、麻雀好きのかたのお話をしましたが、囲碁や将棋、チェスといった**ボードゲームを好む人は認知症の発症率が低いという研究もあります。要するに脳への刺激、脳の運動がいいんです。**人とのおしゃべりもいいし、読書や楽器演奏、カラオケで歌うのもいい。

体と頭の運動を組み合わせるやりかたは「マルチタスク」と言いますが、たとえば散歩しながら、頭の中で100から7ずつ引いていくといった方法ですね。テレビな

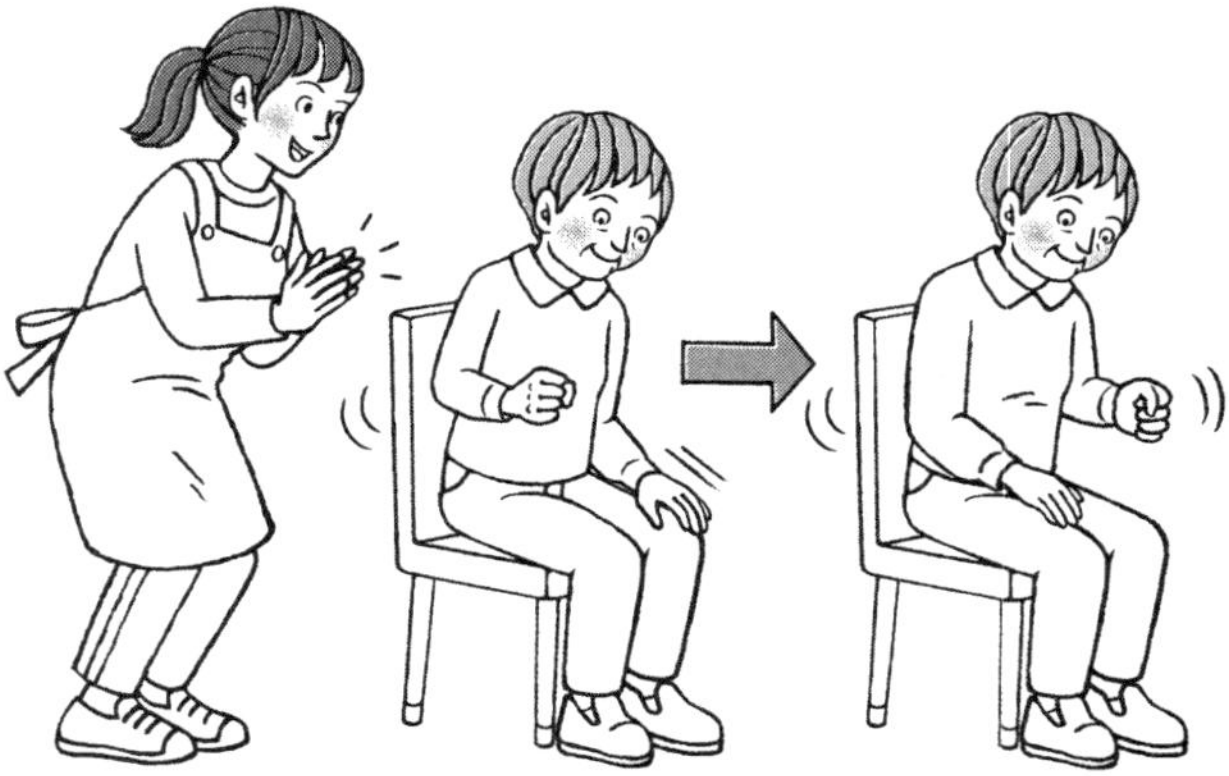

どでご存じのかたもいらっしゃるでしょう。100引く7は93、93引く7は86……といった具合に、歩きながら頭も使うわけです。それに限らず、ご夫婦で散歩しながら、しりとりをしたっていいんです。

トントンすりすり体操というものも考案されています。本人は椅子に座り、パートナーに声をかけてもらう体操で、最初は右手で右のももをトントン、左手で左のももをすりすりする。パートナーが「チェンジ」と言ったら、右手ですりすり、左手でトントン。これを繰り返すというものです。

ただし、なんにしても、好きじゃない人に無理やりさせても、長続きしません。これをすべきであるというように型にはめるのではなく、あくまでも認知症の予防にいいといわれているものの中から、**その人が楽しめるものをチョイスしてやってみるのがいい**のです。

これは認知症の症状の進行を抑えるのにも共通して言えることですね。認知症の初期のかたのご家族で、「先生、これ以上悪くならないよう、算数のドリルをさせてるんです」なんておっしゃるかたもおられます。それに対し、私は、「それ、本人が楽しんでされてます？　押し付けだったら効果ないですよ」と、こたえます。

◉毎日の生活に変化をつけよう

食事に限らず、なにごとにつけ毎日同じことの繰り返しというのは、よくありません。変化のあるよい刺激をたくさん取り入れていく生活が大事だと、私は思っています。

月曜日はスポーツ、火曜日は音楽を聴き、水曜日は絵を描いてみるなど、曜日によってメニューを変えていく。木曜日は友達と麻雀、金曜日は昔の仲間と飲み会、日曜日は家族とドライブに行くといった具合ですね。もちろん、今までしていなかったことを、いきなりしろといっても無理ですから、ちょっとずつでも変化をつけるよう意識してみてください。

あとは家に閉じこもらず、積極的に外に出て、いろんな人と交わることです。高齢者になるほど世界が狭まりがちですので、そこはご家族のかたが気にかけるようにして、買い物などいろいろなことに誘ってみてはどうでしょう。

雑誌やテレビなどでは、必要以上に認知症の恐怖をあおり、ならないための予防法も次々に紹介されます。そうした情報に右往左往し、これをやらなきゃとあせってもしょうがないでしょう。

結局、認知症の予防といっても、特効薬はありません。普通に考えて、健康によさそうなことをやっていく、そのことに尽きます。**体も頭もほどよく刺激し、変化にみちた毎日を楽しんで暮らすことができれば、必要以上に心配することはないのです。**

あとがき——いちばん伝えたいこと

これで私の話はおしまいです。

早期に発見して適切な薬を飲めば、認知症もそんなに怖いものではないことを、おわかりいただけたのではないかと思います。みなさんがお持ちだったかもしれない漠然とした不安を、少しでも減らすことができたら幸いです。

正直言って、時には大変なこともあるでしょう。でも、きまじめに考えすぎると、みんながつらくなるばかり。上手に肩の力を抜きながら、医師やケアマネージャー、介護仲間のアドバイスを利用していけばいいのです。

すぐには無理かもしれませんが、悟りの境地に至ったつもりで、にこやかに支えあうことができれば、きっとうまくいきます。

しかめっつらをしていたり、イライラしていて得することはありませんよね。疲れる一方です。そんな精神状態は相手に必ず伝わるもので、お互いに幸せな気分にはなれないでしょう。これは介護に限らず、子育てや夫婦間など、あらゆる場面に通じる大事な要素だと思います。言われてみれば当たり前なのですが、余裕がなくなってくると、つい見失いがちなんですね。

笑っている家族のかたは、認知症の治療もきっとうまくいきます。それを私は、診察室で多くのご家族から教わりました。

笑いましょう。

それこそが、みなさんにいちばん伝えたい、私の心からのメッセージです。

２０１６年５月

榎本睦郎

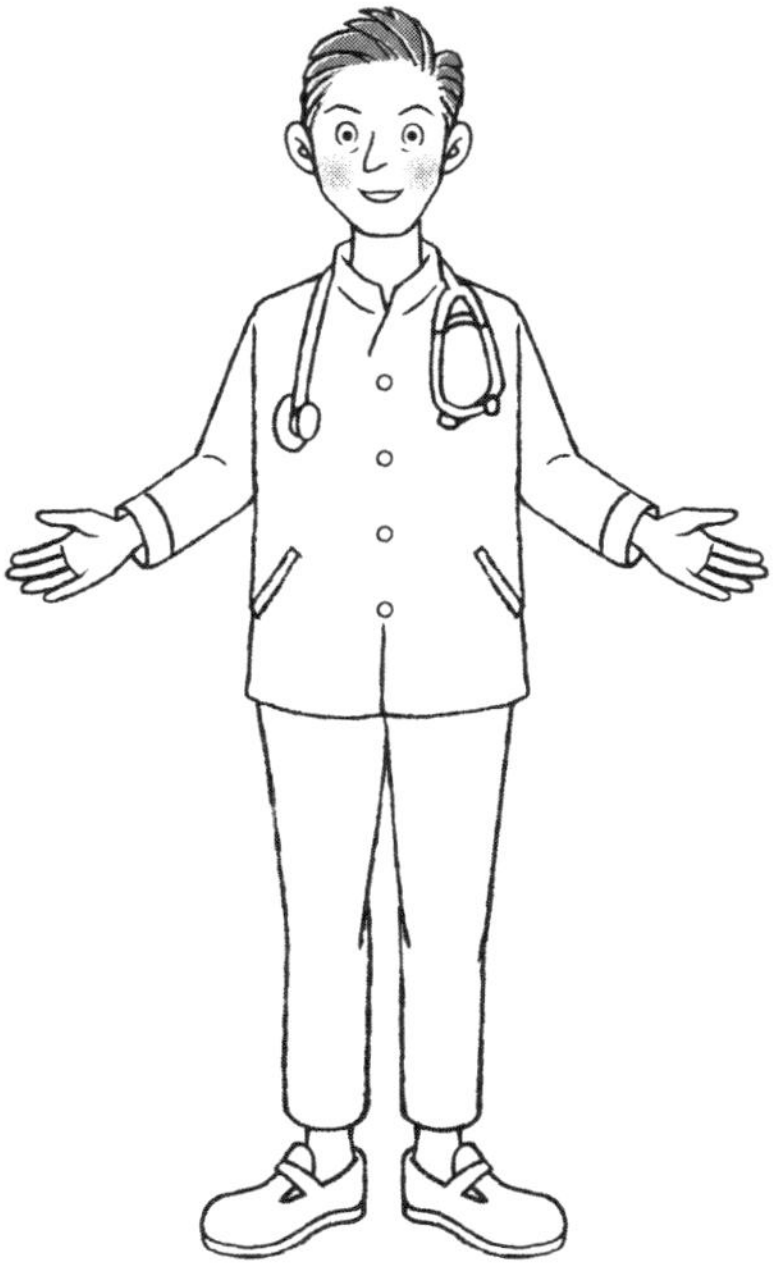

カバー・本文挿画＝高山千草
装幀＝新潮社装幀室

笑《わら》って付《つ》き合《あ》う認知《にんち》症《しょう》

著　者………………榎本睦郎《えのもとむつお》

発　行………………2016年6月25日

発行者………………佐藤隆信
発行所………………株式会社新潮社
〒162-8711　東京都新宿区矢来町71
電話　編集部 03-3266-5411
　　　読者係 03-3266-5111
http://www.shinchosha.co.jp
印刷所………………株式会社光邦
製本所………………株式会社大進堂

乱丁・落丁本は、ご面倒ですが小社読者係宛お送り下さい。
送料小社負担にてお取替えいたします。価格はカバーに表示してあります。

ISBN978-4-10-350121-3　　C0047

介護民俗学へようこそ！
「すまいるほーむ」の物語
六車由実

高齢者と向き合い、人生の先輩として話を聞く。そんな民俗学の「聞き書き」の方法が、介護現場を劇的に変えた！ 発見と感動に満ちたまったく新しい介護の世界。

死ぬならボケずにガンがいい
新見正則

50歳以上必読。「本好きはボケに注意」「ボケ防止には筋肉量が大切」「手術後にボケるという危険」等、人に迷惑かけず自分らしく死ぬために必ず役立つ重要知識。

鼻呼吸なら薬はいらない
あいうべ体操と口テープが病気を治す！
今井一彰

あなたの呼吸は間違っている。アトピーから喘息、リウマチ、うつ、歯周病まで、口呼吸が原因の病気がみるみる改善し、感染症もシャットアウトする、驚きの健康法！

こうすれば病気は治る
心とからだの免疫学
安《あ》保《ぼ》徹

すべての謎は解けた！ 肩こり・腰痛から、高血圧などの生活習慣病、そしてガン・膠原病まで。世界的免疫学者が解明する病気の本当の原因とその対処法。《新潮選書》

西洋医がすすめる漢方
新見正則

漢方なんて胡散臭い？ いえいえ、臨床の現場ではけっこう効くんです。サイエンス至上主義だった外科医が患者と向き合う中で発見した漢方の魅力を語る。《新潮選書》

「私」を受け容れて生きる
―父と母の娘―
末盛千枝子

「人生」は生きるに値する――。戦争、貧しさ、夫の突然死、息子の難病と障害、故郷岩手での震災。何があっても「私」という人生を生き抜く著者の、自伝エッセイ。